臺灣鄉野藥用植物

第 1 輯

彩色本草大系 1

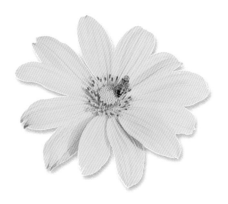

洪心容・黃世勳　合著

文興出版事業

作 者 序

「熱愛臺灣」是所有生長在臺灣這塊美麗小島上人們的共同心聲，而就土地面積而言，臺灣在全世界的地圖中，是需經顯微放大才能看得清楚的，但在島上所發生的點點滴滴，卻是那麼的令舉世注目，除了經濟奇蹟的締造，臺灣島上的生態更是一大特色，由於它地處熱帶與亞熱帶之交界，雨量充沛，再加上複雜之地形，孕育了非常豐富的物種資源。

筆者愚夫婦自大學時期即為臺灣植物生態所吸引，多半時間沉浸於森林草木中，再加上臺灣藥用植物學界前輩先師甘偉松教授之啟蒙，使我們有結合興趣與專業的機會。民國81年我們有幸分別擔任了中國醫藥學院（現在的中國醫藥大學）本部與分部藥用植物社團「樂草會」之負責人，在社團指導老師邱年永教授的支持下，創立了「樂草服務隊」連續3屆分別於台中縣、南投縣、彰化縣開隊，並為當時報章媒體爭相報導，該服務隊除了透過各種活潑的教學方式，教導所在地小朋友認識藥用植物之基本常識，社團的服務員更利用開隊期間的空檔，對當地居民進行民間中草藥驗方之調查與紀錄。

多年來，愚夫婦仍秉持服務隊的田野調查精神，所收集之驗方常識雖尚未

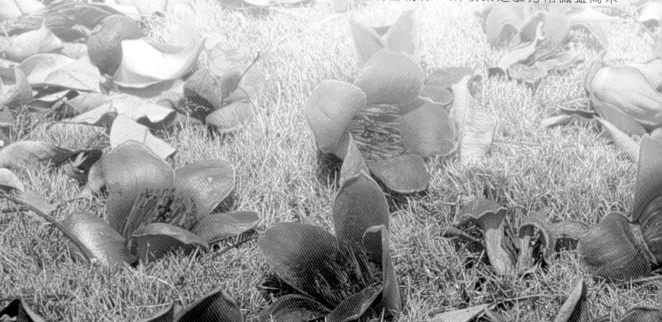

完整，但走訪臺灣鄉野期間，倒是累積了不少藥用植物之攝影作品，「臺灣鄉野藥用植物」為文興出版事業有限公司所規劃「彩色本草大系」中的套書，全套預計編錄20冊，每冊收載100種臺灣本產、歸化或引種栽培之藥用植物，此套書與坊間藥用植物圖鑑最大差別，在於同1種植物說明採多張圖片表達，此方式乃延續筆者前著「藥用植物拾趣」（國立自然科學博物館發行）、「趣談藥用植物」（文興出版事業有限公司發行）之理念，希望能幫助讀者更快認識圖中的藥用植物。

此外，全套各冊書末皆附有該冊之索引，以提供您查閱之方便性。內容部分，植物科別排列順序、學名乃以臺灣

植物誌(Flora of Taiwan)第2版為主，植物形態、花期亦詳盡敘述，單就植物學習者而言，也是極為合適的讀物。但書中所選錄之方例，僅供讀者參考，使用前務必請教有經驗的醫師，才能發揮其正確療效。也期許藉由本套書之發行，能喚起更多人們對臺灣這塊土地事物的重視。

洪心容、黃世勳
93. 4. 30.

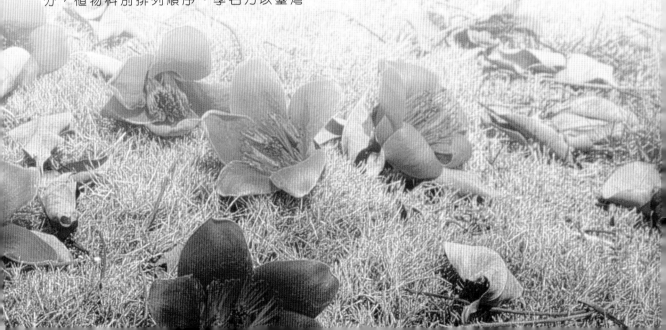

目　錄

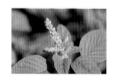

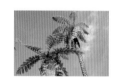

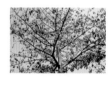

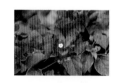

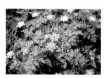

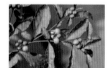

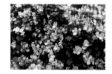

上山採藥裝備

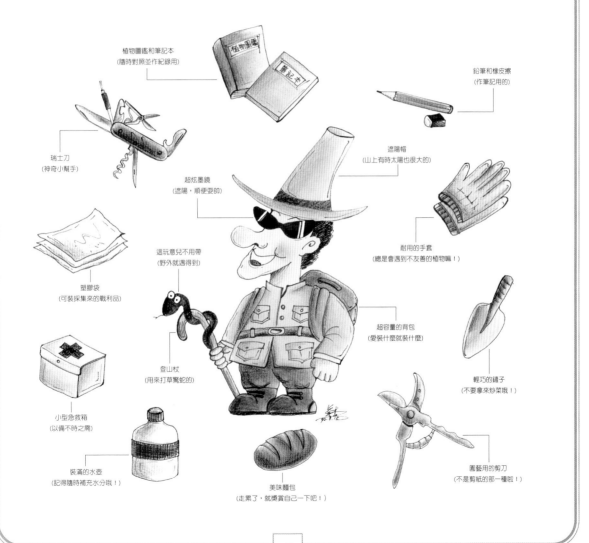

植物圖鑑和筆記本
(隨時對照並作紀錄用)

鉛筆和橡皮擦
(作筆記用的)

瑞士刀
(神奇小幫手)

遮陽帽
(山上有時太陽也很大的)

超炫墨鏡
(遮陽,順便耍帥)

耐用的手套
(總是會遇到不友善的植物嘛!)

塑膠袋
(可裝採集來的戰利品)

這玩意兒不用帶
(野外就遇得到)

超容量的背包
(愛裝什麼就裝什麼)

登山杖
(用來打草驚蛇的)

輕巧的鏟子
(不要拿來炒菜哦!)

小型急救箱
(以備不時之需)

裝滿的水壺
(記得隨時補充水分哦!)

美味麵包
(走累了,就犒賞自己一下吧!)

園藝用的剪刀
(不是剪紙的那一種啦!)

如何使用本書

本書為臺灣鄉野藥用植物第1輯，其中收錄臺灣地區野生或栽培之藥用植物，總計55科100種。每種藥用植物均附以多張彩色圖片，希望能針對同一棵藥用植物提供多種角度的觀察，以增進讀者們的學習效率。

每種藥用植物依中文名、學名、科名、別名、分布、形態、花期(孢子期)、藥用、方例、實用、編語各項順序，給予系統說明，使讀者查閱能一目了然。內容編排版面如下，敬請參閱。

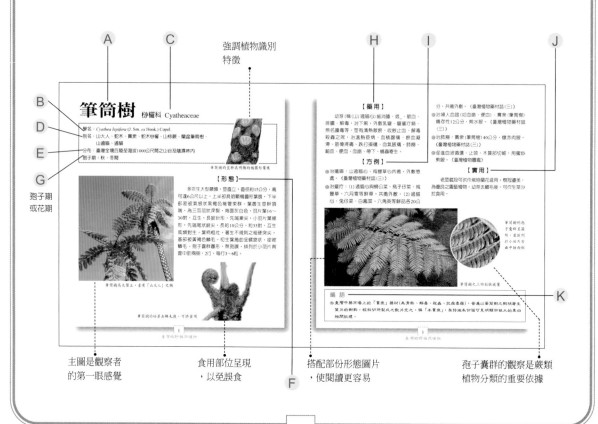

強調植物識別特徵

孢子期或花期

主圖是觀察者的第一眼感覺

食用部位呈現，以免誤食

搭配部份形態圖片，使閱讀更容易

孢子囊群的觀察是蕨類植物分類的重要依據

A 中文名：採用臺灣地區中醫藥或植物領域相關書籍，較常用之名稱。

B 學名：即拉丁文植物學名，其中屬名及種名均用斜體字，命名者用正楷字，又屬名及命名者之第1字母均用大寫。

C 科名：正楷字，第1字母大寫，並附中文。

D 別名：植物之別名極多而繁雜，限於篇幅，以臺灣地區慣用者優先採用，其他分散於中國古今名著者，斟酌摘錄。

E 分布：敘述以臺灣本島為主。

F 形態：記述植物外部形態，明記其為木本、藤本或草本，植株各器官之形狀、大小、數目、顏色等。

G 花期：花是辨認植物重要依據，也是植物最具欣賞價值之部位，本書特別將花期列出，以利讀者安排野外觀察時間，但蕨類植物則改載孢子期。

H 藥用：列舉歷代諸家本草所錄各藥用部位之效能，以及臺灣民間經驗之療效。

I 方例：列舉歷代醫書、本草、地方藥誌及近代相關書籍所傳錄之民間驗方或臨床應用實例，並加入筆者於臺灣鄉野進行田野調查所得之民間驗方。每個方例皆附記出典、地名或提供者。又方例中，藥材若有強調鮮品者，始為鮮用，其餘一律以乾燥品為主。

J 實用：將藥用以外，凡該植物對人類有益處之用途盡可能列出。

K 編語：作者自覺對該植物有意義之小常識，隨筆紀錄。

　　本書藥用植物各科之排列，依《臺灣植物誌(第2版)》之順序為主。書末並有中文索引及外文索引，前者依首字筆劃順序排列，後者依首字字母順序排列，以便於檢索。書中參考文獻甚多，限於篇幅，僅將主要的參考文獻列出，以利讀者作延伸閱讀。

附　註

＊本書所用度量單位長度採公制，如公尺、公分、公釐等，其關係如下：
　1公尺＝100公分 ； 1公分＝10公釐。

＊本書所錄方例用量單位採斤、兩、錢、分等為主，若出現〔公分〕，此為臺灣民間驗方常用之劑量單位，相當於「克」，其關係如下：
1斤＝16兩 ； 1兩＝10錢 ； 1錢＝10分 ；
1錢＝3.125克 ； 1公分＝1克。

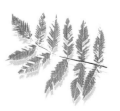

紫萁 紫萁科 Osmundaceae

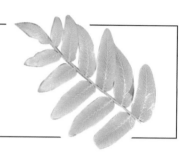

學名：*Osmunda japonica* Thunb.

別名：高腳貫眾、紫萁貫眾、薇貫眾、鐵葉狼萁、老虎牙、
水骨菜、貓蕨、雞頭蕨

分布：臺灣散見於全境中海拔開闊山坡地，北部低海拔地區偶見

孢子期：夏、秋間

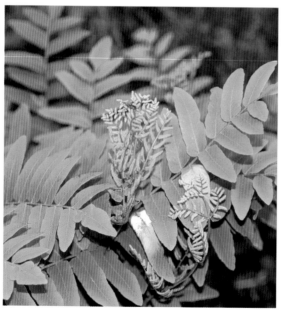

紫萁為蕨類家族之一員

【形態】

　　多年生草本，莖直立，高50～100公分，葉叢生莖頂，根莖粗壯。葉2型，皆為二回羽狀複葉，幼時密被褐色綿毛。營養葉三角狀闊卵形，長30～50公分，寬20～40公分，小羽片長圓狀披針形，無柄，全緣，基部鈍圓形或寬楔形，先端鈍形或稍漸尖形。孢子葉強度收縮，花序狀，長20～50公分，小羽片條形，長1.5～2公分，沿主脈兩側密生孢子囊，成熟後枯萎，暗褐色。

【藥用】

根莖有清熱解毒、祛濕散瘀、涼血止血、驅蟲殺蟲之效，治風熱感冒、濕熱斑疹、水痘不透、麻疹、腮腺炎、帶下、月經不調、崩漏、便血、衄血、吐血、風濕疼痛、肋間神經痛、腦膜炎、痢疾、瘡瘍腫毒、蟲積腹痛。

【方例】

❀ 治麻疹、水痘出不透徹：貫眾1錢、赤芍2錢、升麻1錢、蘆根3錢，水煎服。《山東中草藥手冊》

❀ 防治腦炎：(紫萁)根5錢至1兩、大青葉5錢，水煎服。《湖南藥物誌》

❀ 解食毒、酒毒：貫眾3錢、黃連2錢、甘草2錢，水煎服。《青島中草藥手冊》

❀ 治腳底組織炎：(紫萁)根莖(去外皮)5錢，加鹽搗爛外敷。若已破潰者，加白糖搗爛外敷。《浙江民間常用草藥》

❀ 治勞傷血滯：貓蕨5錢，泡酒4兩，每次服5錢至1兩。《貴州民間藥物》

❀ 預防流行性感冒：貫眾每天3錢，水煎，分2次服，兒童酌減。《(湖北)中草醫藥經驗交流》

【實用】

將其莖及鬚根搗碎，可當栽培植物之基質。

紫萁的營養葉呈二回羽狀複葉

編 語

❀ 紫萁為中藥「貫眾」藥材來源植物之一，故其諸多別名中，常有「貫眾」字樣出現。而民間秘方中對貫眾藥材，為了書寫方便，偶見取音近作貫中、貫仲、管仲等。又其幼葉柄上的綿毛，烘乾研末外敷，則為治外傷出血之良藥。

筆筒樹 桫欏科 Cyatheaceae

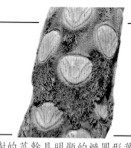

學名：*Cyathea lepifera* (J. Sm. *ex* Hook.) Copel.

別名：山大人、蛇木、貫衆、蛇木桫欏、山棕蕨、蘭盆筆筒樹、
　　　山過貓、過貓

分布：臺灣全境丘陵至海拔1000公尺間之山谷及陰濕林內

孢子期：秋、冬間

筆筒樹的莖幹具明顯的橢圓形葉痕

筆筒樹高大聳立，素有「山大人」之稱

【形態】

　　多年生大型蕨類，莖直立，直徑約15公分，高可達6公尺以上。上半部具明顯橢圓形葉痕，下半部密被氣根狀黑褐色維管束群。葉叢生莖幹頂端，為三回羽狀深裂，背面灰白色，羽片葉16～30對，互生，長披針形，先端漸尖，小羽片葉線形，先端尾狀銳尖，長約10公分，約35對，互生或類對生。葉柄粗壯，著生不規則之粗硬突尖，基部被黃褐色鱗毛。初生葉捲曲呈螺旋狀，密被鱗毛。孢子囊群圓形，無孢膜，排列於小羽片背面中肋兩側，2行，每行3～6粒。

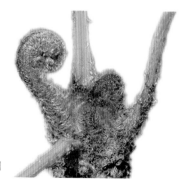

筆筒樹的幼芽去鱗毛後，可供食用

【藥用】

　　幼芽（稱（山）過貓心）能消腫、退癀、散血、排膿、解毒，治下痢，外敷乳癰、癰瘡疔瘡、無名腫毒等。莖有清熱散瘀、收斂止血、解毒殺蟲之效，治溫熱疫病、血積腹痛、瘀血凝滯、筋骨疼痛、跌打損傷、血氣脹痛、肺癆、衄血、便血、血崩、帶下、蟯蟲寄生。

【方例】

❀ 治瘡癰：山過貓心、咸豐草心共搗，外敷患處。《臺灣植物藥材誌（三）》

❀ 治癰疔：(1)過貓心與蟛蜞菜、烏子仔菜、咸豐草、六月雪等鮮草，共搗外敷。(2)過貓心、兔仔菜、白鳳菜、六角英等鮮品各20公分，共搗外敷。《臺灣植物藥材誌（三）》

❀ 治婦人血證（如血崩、便血）：貫眾（筆筒樹）燒存性12公分，煎水服。《臺灣植物藥材誌（三）》

❀ 治肺癰：貫眾（筆筒樹）40公分，燉赤肉服。《臺灣植物藥材誌（三）》

❀ 促進血液循環、止咳：木質部切細，用蜜炒煎服。《臺灣植物圖鑑》

【實用】

　　老莖截段可供作栽培蘭花盆用。樹冠優美，為優良之園藝植物。幼芽去鱗毛後，可作生菜沙拉食用。

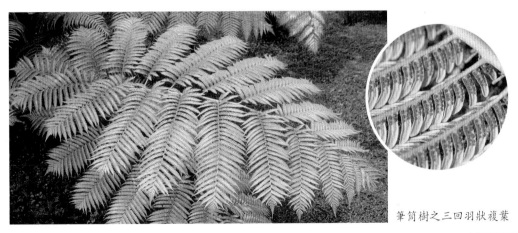

筆筒樹的孢子囊群呈圓形，並排列於小羽片背面中肋兩側

筆筒樹之三回羽狀複葉

編　語

❀ 臺灣中藥市場上的「貫眾」藥材（為清熱、解毒、殺蟲、抗病毒藥），普遍以筆筒樹之樹梢著生葉片的樹幹，經斜切所製成之飲片充之，稱「本貫眾」，其特徵為切面可見明顯而粗大的黑白相間紋理。

稀子蕨 碗蕨科 Dennstaedtiaceae

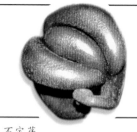

學名：*Monachosorum henryi* Christ
別名：佛指蕨、零餘子蕨、觀音蓮
分布：臺灣全境海拔1000～2000公尺間之闊葉樹林陰涼處
孢子期：秋季

稀子蕨之不定芽

【形態】

　　多年生蕨類，株高80～120公分，根莖粗短，葉叢生。葉片卵形至三角形，長30～60公分，寬20～35公分，三至四回羽狀複葉，柄長25～45公分，基部暗褐色，密生腺毛。羽片約15對，互生，草質，基部羽片最大，短圓形，小柄長1～2公分，末回小羽片無柄。葉軸上面常具一至數枚握拳狀不定芽，可行無性繁殖。孢子囊群圓形，無囊群蓋，著生於側脈頂端。

【藥用】

　　全草有祛風、除濕、止痛之效，治風濕骨痛、疝氣痛、跌打傷痛等。

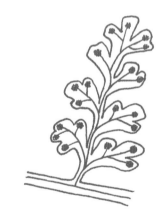

稀子蕨的孢子囊群呈圓形，且著生於葉背側脈頂端（作者手繪）

編　語
❀本植物由於其不定芽形如佛指，故有「佛指蕨」之別名。

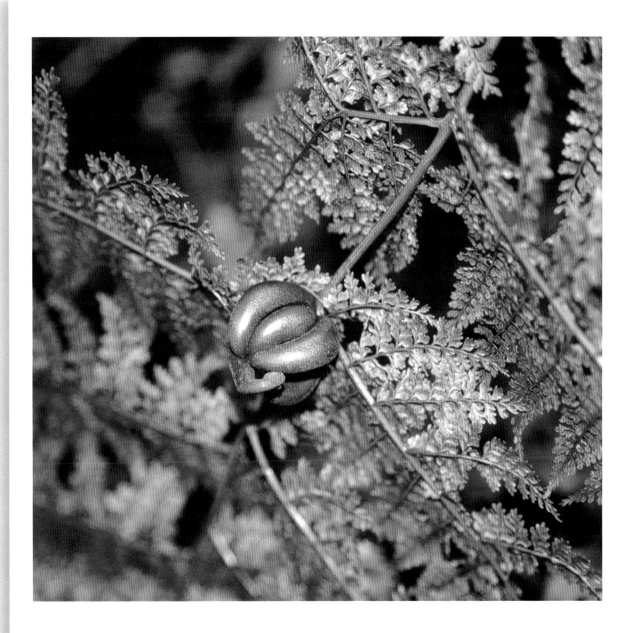

15

日本金粉蕨 鳳尾蕨科 Pteridaceae

學名：*Onychium japonicum* (Thunb.) Kunze

別名：野雞尾、本黃連、馬尾絲、小本鳳尾蓮、鳳尾連、
　　　解毒蕨、小雉尾蕨、小金花草、小葉金花草

分布：臺灣全境海拔1000公尺以下林緣普遍可見

孢子期：秋、冬間

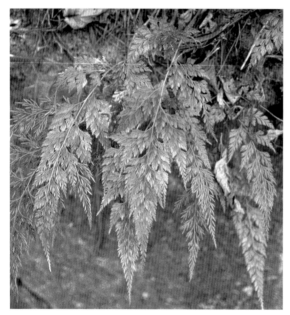

日本金粉蕨常見於林緣半遮陰環境

【形態】

　　多年生草本，高30～100公分，根狀莖橫走，被褐色鱗毛。葉草質，呈叢生狀，葉柄長15～20公分，基部深褐色，被黃褐色披針形鱗片，上段呈稻稈色。葉片全形輪廓呈卵圓狀披針形或三角狀披針形，長10～35公分，寬6～15公分，三至四回羽狀深裂至複葉。末裂片細長，銳尖頭，其上假孢膜成對生長，幾乎整個背面皆被佔滿，開口朝向末裂片中脈。孢子葉卵狀披針形，營養葉較孢子葉小型，缺裂較淺。孢子囊群短，由假孢膜包被呈線形，與中脈平行。

【藥用】

全草有清熱解毒、收斂止血、和血利濕之效，治風熱感冒、痢疾、急性胃腸炎、胸痛、腹痛、黃疸、咳血、便血、尿血、尿道炎、盲腸炎、癰瘡腫毒、火燙傷等。

【方例】

🌸 治傷風感冒、胃痛、風濕、跌打疼痛：小葉金花草根2錢，水煎服。《昆明民間常用草藥》

🌸 治狂犬咬傷：小金花草根5～6兩，置銅器內，水煎，空腹時服。忌食酸辣，並避嘈雜聲音及鑼聲。《廣西中草藥》

🌸 治濕熱小便不利、尿血：鮮鳳尾連全草4兩，加米泔水少許，調勻搗爛絞汁，燉溫服。《福建中草藥》

🌸 盲腸炎奇效方：正馬胡（即鳳尾連去尾）2公分、馬勃8公分、水7份、酒3份，煎服。《臺灣植物藥材誌（三）》

🌸 治大腸炎、下消：鳳尾連40～75公分，水煎服。《臺灣植物藥材誌（三）》

🌸 清暑、消炎，治赤白痢：鳳尾連20公分、白頭翁8公分、黑糖20公分，煎濃當茶飲。《臺灣植物藥材誌（三）》

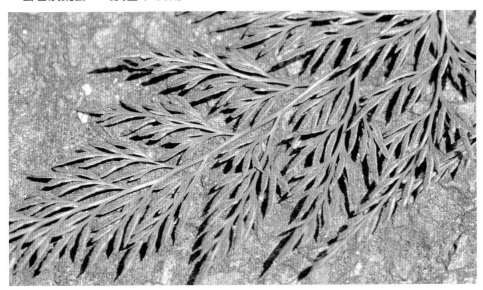

日本金粉蕨之孢子囊群呈線形，並與中脈平行

編　語

🌸 據先師甘偉松教授之調查，臺灣所使用之「鳳尾連」藥材，其原植物90%為本品，其餘為鱗始蕨科(Lindsaeaceae)之烏蕨(*Odontosoria chinensis* (L.) J. Sm.)。

雙扇蕨 雙扇蕨科 Dipteridaceae

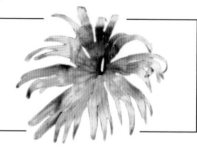

學名：*Dipteris conjugata* (Kaulf.) Reinwardt
別名：鐵雨傘、半把繖、灰背雙扇蕨
分布：臺灣南、北兩端，且在低海拔地區之山脊線上
孢子期：秋、冬間

【形態】

多年生蕨類，高30～70公分，根莖長橫走狀，直徑約1公分，質硬，密生黑褐色毛狀鱗片。葉頂生，具長柄，約30～60公分，稻稈色，基部有鱗片。葉片革質，整體略呈圓形，直徑20～60公分，呈2裂對稱，狀似2扇形，復分裂成破傘狀，裂片先端又不等裂歧，不整齊鋸齒緣。葉脈網狀，網眼中有分叉的游離小脈，主脈2又分歧。孢子囊群點狀且小型，著生於網眼中之游離小脈，具淺杯狀隔絲，無孢膜。

【藥用】

根莖有散瘀、強壯之效，治風濕、筋骨無力等。鮮嫩心葉可敷腫瘡、癭瘤。

【方例】

❀治風濕痛、關節炎：(1)雙扇蕨、雞香藤片(雞屎藤)、桶鈎陳(扛香藤)各5錢，雞血藤、黃草根、芙蓉根、忍冬藤、倒吊風、枸杞頭各8錢，加酒水各半，以淹沒藥材為度，燉野生鱔魚服用。(2)雙扇蕨根、番薑頭、九層塔根、埔薑根、白椿根各5錢，山葡萄、萬點金各8錢，半酒水燉豬尾骨服。《臺灣民間藥(1)》

❀治身體虛弱、筋骨無力：雙扇蕨、黑狗脊各3錢，當歸、牛膝、黃耆各2錢，杜仲、何首烏、淮山各4錢，益母草、龍船花根、鳳仙花骨各3錢，入好酒1公升，密封半年後使用，每日早晚各服20～50毫升。《臺灣民間藥(1)》

【實用】

可栽培當觀葉植物。

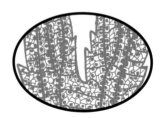

雙扇蕨的孢子囊群散布於葉背(作者手繪)

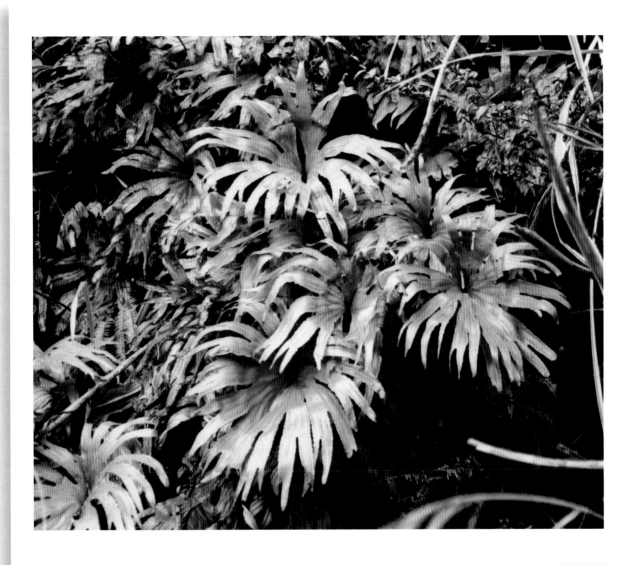

滿江紅 滿江紅科 Azollaceae

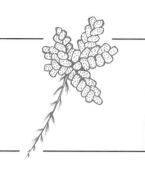

學名：*Azolla pinnata* R. Brown
別名：紅浮萍、紫萍、綠萍、紅漂、紅浮漂、紅葉草、紫藻、三角藻、
　　　大殼萍、臭萍、丘萍、萍
分布：臺灣全境中、低海拔地區水域偶見
孢子期：9～11月

【 形態 】

　　漂浮性水生植物，植株呈三角形，繁殖迅速多成群，根狀莖橫生，羽狀分枝，向下生出鬚根，懸垂於水中。葉2列互生，無柄，密集覆瓦狀排列，葉片近斜方形或卵形，長約0.1公分，寬約為長之一半，先端圓形或截形，基部與根狀莖合生，全緣。葉片通常分裂為上下2片，上裂片肉質，綠色，浮於水面，秋後漸變為紅色，邊緣膜質，上面具乳頭狀突起，下面具空腔，含膠質，內有固氮藍藻、念珠藻共生；下裂片沉沒水中，膜質鱗片狀。孢子囊果單性，成對著生於分枝基部的下裂片上，有大、小之分。大孢子囊果小，長卵形，內有1顆大孢子囊，內含1顆大孢子；小孢子囊果較大，球形，內有多數小孢子囊，各含64個小孢子。

滿江紅是漂浮性水生植物，植株多呈三角形

【藥用】

　　全草有解表透疹、清熱解毒、祛風除濕、發汗利尿之效，治感冒咳嗽、麻疹不透、風濕疼痛、小便不利、水腫、蕁麻疹、頑癬、皮膚搔癢、瘡瘍、丹毒、燙火傷等。根能潤肺、止咳，治肺癆咳嗽。

【方例】

🌸 治熱結膀胱、小便不利：滿江紅研末，每服3錢。《四川中藥誌》

🌸 治紅崩、白帶：紅浮萍2錢，煨甜酒水服。《貴州草藥》

🌸 治風濕痛、發汗祛風：紅浮漂40個，取20個搗爛焙熱，趁熱包於風濕痛處，包後用針（先消毒）刺患處周圍出氣，以免內竄，同時將另20個紅浮漂搗爛，煮甜酒內服。《貴州民間方藥集》

【實用】

　　全草燒煙，用以驅蚊。園藝栽培供觀賞。因與藍綠藻共生，是優良之水稻綠肥，亦可作飼料。

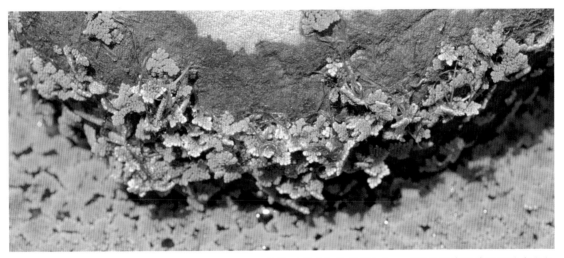

留於石岸邊翻面的滿江紅，可清楚觀察到其根狀莖與鬚根

編　語

🌼 本植物之葉片含多種色素，秋後溫度降低，葉綠素被破壞，植株會變為紅色，故有紅浮萍、紅漂、紅浮漂、紅葉草等諸名。而當其大面積覆蓋水面時，可成大片紅色，故名為「滿江紅」。

無花果 桑科 Moraceae

學名：*Ficus carica* L.
別名：樹地瓜、品仙果、奶漿果、文仙果、蜜果、映日果
分布：臺灣各地散見栽培
花期：8～11月

市售無花果蜜餞

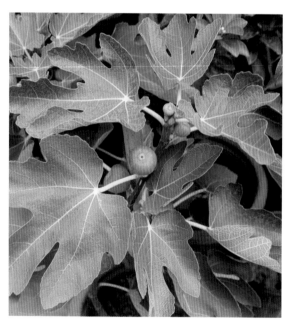

無花果的葉常呈5深裂

【形態】

　　落葉性小喬木或灌木，高3～10公尺，多分枝，全株具白色乳汁。單葉互生，柄長2～5公分，葉片寬卵形或卵圓形，長10～24公分，寬8～22公分，常3～5裂，裂片有波緣，上面粗糙，下面密被細小鐘乳體及黃褐色柔毛，基部淺心形，基脈3～5條。雌雄異株。隱花果單獨腋生，梨形，直徑4～5公分，頂部下凹，熟時紫紅色。

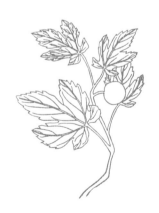

【藥用】

隱花果有清熱生津、健脾開胃、消腫解毒之效，治乳汁不足、燥咳聲嘶、咽喉腫痛、腸熱便秘、食慾不振、消化不良、泄瀉、痢疾、癰腫、癬疾等。葉能清濕熱、解瘡毒、消腫止痛，治濕熱泄瀉、痔瘡、帶下、癰腫疼痛、瘰癧等。根有清熱解毒、散瘀消腫之效，治咽喉腫痛、肺熱咳嗽、痔瘡、癰疽、瘰癧、筋骨疼痛等。

【方例】

❀治咽痛：無花果7個、金銀花5錢，水煎服。《山東中草藥手冊》

❀治乾咳、久咳：無花果3錢、葡萄乾5錢、甘草2錢，水煎服。《新疆中草藥手冊》

❀治慢性痢疾：炒無花果5錢、石榴皮3錢，水煎服。《安徽中草藥》

❀治頸淋巴結結核：鮮無花果根1兩、青殼鴨蛋1個（將蛋殼輕打裂痕），酒水各半煎服。《福建藥物誌》

❀治小兒蛔蟲、鉤蟲：無花果根2兩，煎濃湯，早晨空腹1次服下。《食物中藥與便方》

【實用】

隱花果可生食或製成蜜餞。

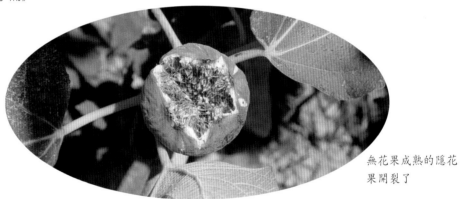

無花果成熟的隱花果開裂了

編　語

✽本植物的花皆隱藏在由花托膨大包圍而成的空腔內，只有一個開孔，孔道上有苞片覆蓋，稱為「隱頭花序」，此為榕屬(Ficus)植物的特徵，是分類上的重要依據。所以單從外表觀察，一般人常會誤以為榕屬植物只有果實而無花，其實大家口中的「果實」，只是隱頭花序外的肉質花托，真正的果實則是其內眾多雌花經授粉後所發育成的「瘦果」，而肉質花托與其內的瘦果則合稱為「隱花果」。

牛奶榕 桑科 Moraceae

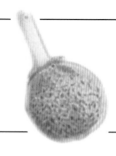

學名：*Ficus erecta* Thunb. var. *beecheyana* (Hook. & Arn.) King

別名：牛乳房、牛乳埔、牛乳榕、牛奶柴、天仙果、乳漿仔、鹿飯、
　　　小損仔、三麴、山無花果

分布：臺灣全境海拔1500公尺以下之闊葉樹林內

花期：7～10月

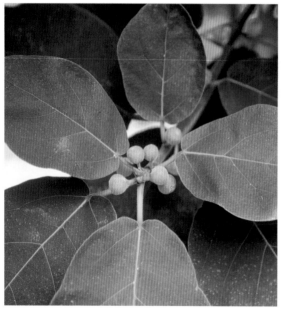

牛奶榕的隱花果尚未成熟

【形態】

　　落葉性小喬木或灌木，高2～8公尺，全株被絨毛，具白色乳汁。單葉互生，紙質，柄長1～4公分，葉形變化大，多為倒卵形或長橢圓形，長10～20公分，寬5～10公分，中部以上寬大，基部圓形、楔形或近心形，先端銳尖或尾尖，全緣或波狀緣，側脈5～7對，上表面暗綠色，下表面灰白色。雌雄異株。隱花果單獨腋生，球形或近梨形，直徑約1.5公分，被毛，熟時橙紅色，果梗長約1公分。

【藥用】

　　莖及根有袪風除濕、活血通絡、益氣健脾之效，治勞倦乏力、乳汁不下、食少、脾虛白帶、脫肛、月經不調、頭風疼痛、跌打損傷、風濕關節炎、小兒發育不良等。果實有潤腸通便、消腫解毒之效，可治便秘、痔瘡腫痛等。

【方例】

❀治頭風疼痛：天仙果根、川芎各3錢，合煎湯服。《泉州本草》

❀治下消、白帶：牛乳房根、白龍船花頭各40公分，水煎汁，燉豬小腸服。《臺灣植物藥材誌（二）》

❀治小兒夜尿、男女敗腎、尿道不閉：牛乳埔頭、山葡萄、紅雞屎藤各12公分，白馬屎20公分，燉豬肚服。《臺灣植物藥材誌（二）》

❀助小兒發育、治敗腎：牛乳埔頭、白龍船花、白肉豆根、丁豎杇、枸杞根各30公分，燉雞服。《臺灣植物藥材誌（二）》

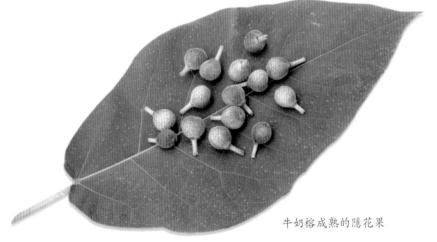

牛奶榕成熟的隱花果

編　語

❋本植物的莖及根，藥材名多稱「牛乳埔」，但其同屬近親植物天仙果(*F. formosana* Maxim.，請參見本書第26頁)亦以「牛乳埔」當別名，臺灣民間為了區分之便，取牛奶榕植株較大，稱「大本牛乳埔」，而天仙果則稱「小本牛乳埔」。

天仙果 桑科 Moraceae

學名：*Ficus formosana* Maxim.
別名：臺灣榕、臺灣天仙果、小本牛乳埔、羊奶樹、
　　　長葉牛奶樹、仙人桃、大同木、玉角帶
分布：臺灣全島闊葉樹林內之陰濕地可見
花期：7～10月

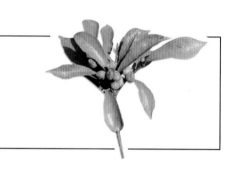

【形態】

　　常綠小灌木，高2～3公尺，小枝幼時疏被柔毛，具白色乳汁。單葉互生，柄長約0.5公分，葉形變化大，常呈倒披針形至長橢圓形，長7～12公分，寬2.5～4公分，中部以下漸狹，基部楔形或歪斜，先端漸尖，全緣或中部以上疏生鈍齒，偶有裂缺，兩面無毛，側脈和疏離的網脈於背面稍明顯。隱花果單獨腋生，卵形，直徑約1公分，微凸頭，綠色，有白斑，頂部臍狀突起，熟時橙紅色，果梗0.5～1公分。

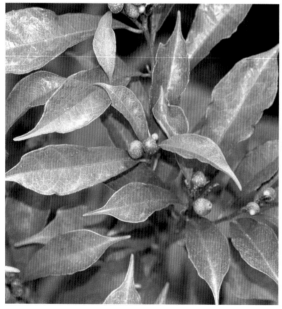

天仙果的生長環境通常較陰濕

【藥用】

　　莖及根有祛風利濕、清熱解毒、潤肺通乳之效，治腰痛、黃疸、乳癰、乳汁不足、月經不調、產後或病後虛弱、下消、肺虛咳嗽久不癒、百日咳、瘧疾、齒齦炎、蛇傷、打傷咳嗽、小兒發育不良、風濕疼痛等。鮮葉可搗爛外敷，治跌打損傷、皮膚癢、背癰等。

【方例】

🌸 治毒蛇咬傷後昏迷不醒：臺灣榕根皮、葉搗爛，沖入熱酒燜片刻，取藥酒灌服。《廣西民族藥簡編》

🌸 治扁桃腺炎、喉痺：臺灣天仙果、大青各8錢，白射干、月桃根各5錢，水煎服。《臺灣民間藥(1)》

🌸 治下消：臺灣天仙果、龍眼根各1兩，芙蓉根、烏面馬、白馬鞍各5錢，半酒水燉小肚服。《臺灣民間藥(1)》

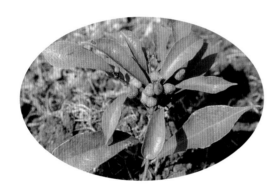

天仙果的隱花果逐漸成熟

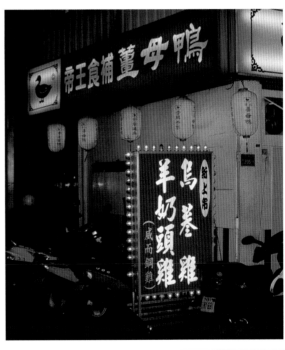

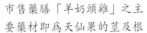

市售藥膳「羊奶頭雞」之主
要藥材即為天仙果的莖及根

編　語

🌼 本植物的莖及根入藥時，多以「小本牛乳埔」為藥材名，但近來市場上也盛行以「羊奶樹頭」
　為名，與雞混合料理的湯稱「羊奶頭雞」，為時下極熱門之藥膳。

竹節蓼 蓼科 Polygonaceae

學名：*Homalocladium platycladum* (F. Muell.) Bailey
別名：蜈蚣草、蜈蚣竹、飛天蜈蚣、百足草、對節蓼、扁節蓼、鴛紅草、扁竹花
分布：臺灣各地人家庭園普遍栽培
花期：春至秋季

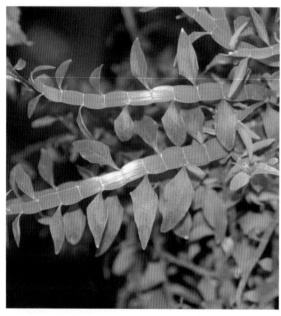

竹節蓼的葉多生於新枝節部，互生，葉呈菱狀卵形

【形態】

多年生草本，高達2公尺，上部多分枝。莖基部圓柱形，木質化，上部枝漸扁平至薄片狀，連成帶形，寬0.7～1.2公分，深綠色，具顯著細條紋，節處略收縮，分枝基部較窄，先端尖銳。葉多生於新枝節部，互生，菱狀卵形，全緣或在近基部有1對鋸齒，長0.4～2公分，寬0.2～1公分，基部楔形，先端漸尖。托葉鞘退化成線形。花小，兩性，苞片膜質，淡黃棕色。花被4～5深裂，裂片矩圓形，長約0.1公分，淡綠色而漸變紅。雄蕊6～7枚，花絲扁平，花藥白色。雌蕊1枚，花柱3枚。瘦果三角形，包於紅色肉質的花被內。

【藥用】

全草有清熱解毒、散瘀消腫、生新止痛之效，治癰疽腫毒、跌打損傷、蟲蛇咬傷等。

【方例】

❀治跌打損傷：鮮竹節蓼2兩，以酒代水煎服，並以渣敷患處。《泉州本草》

❀治蜈蚣咬傷：鮮竹節蓼搗爛，擦傷口周圍。《廣西中藥誌》

【實用】

本種為常見觀賞植物之一。

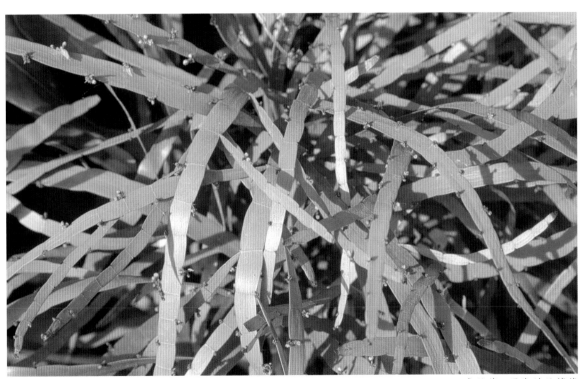

處於花、果期的竹節蓼

編　語

❀本植物因其分枝扁平多節，形似蜈蚣，故有蜈蚣草、蜈蚣竹、飛天蜈蚣、百足草等別名。

扛板歸 蓼科 Polygonaceae

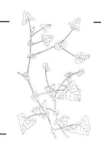

學名：*Polygonum perfoliatum* L.

別名：犁壁刺、犁壁藤、刺犁頭、犁尖草、貫葉蓼、三角鹽酸、
　　　山蕎麥、老虎利

分布：全島海拔600公尺以下之荒地、路旁、林緣或田邊

花期：4～9月

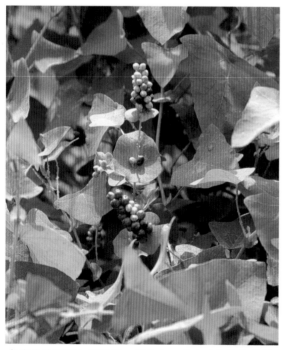

當您伸手觸摸扛板歸時，可要小心哦！以免被其逆刺
給扎傷了

【形態】

　　一年生蔓性草本，全體無毛，偶被白粉，莖具逆刺，紅褐色。單葉互生，葉柄幾與葉片等長，具逆刺，並延伸至葉脈上，葉片盾狀三角形，長3～8公分，寬2～7公分，膜質，葉基截形，葉尖鈍形或銳尖形。托葉鞘短，呈葉狀展開，圓形，直徑1～3公分，抱莖。穗狀花序頂生，花小，多數。無花瓣，花被5裂，綠白色或淡紅紫色，裂片卵形，不甚開展，隨果實而增大，變為肉質。雄蕊8枚。雌蕊1枚，子房圓球形，柱頭3裂。瘦果球形，直徑約0.3公分，黑色，具光澤，但外附宿存藍色肉質花萼，狀似漿果。

【藥用】

　　全草有清熱解毒、利水消腫、活血之效，治黃疸、水腫、瘧疾、痢疾、泄瀉、百日咳、淋濁、丹毒、瘰癧、疥癬、濕疹等。

【方例】

🌼 治喉痛：扛板歸鮮品40公分，或乾品14公分，水煎服。《臺灣植物藥材誌(一)》

🌼 治高血壓：犁壁刺40公分，水煎代茶飲。《臺灣植物藥材誌(一)》

🌼 治痔漏：扛板歸7錢至1兩、豬大腸不拘量，同燉湯服。《江西民間草藥》

【實用】

　　嫩莖葉及未成熟果實皆可當野菜食用。

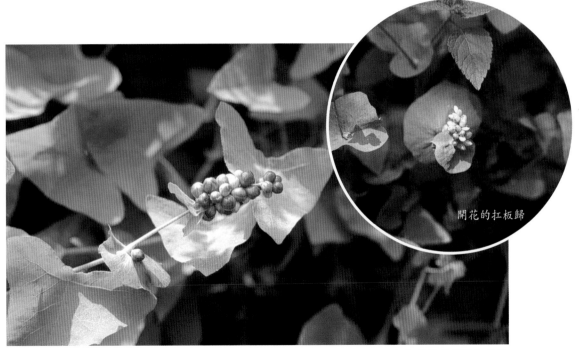

開花的扛板歸

扛板歸的果實逐漸成熟

編語

🌸 本植物之葉柄基部具有圓形的托葉鞘構造，莖看似由其中心穿過，故又名「貫葉蓼」。

九重葛 紫茉莉科 Nyctaginaceae

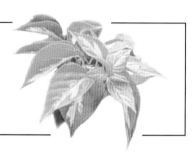

學名：*Bougainvillea spectabilis* Willd.

別名：刺仔花、南美紫茉莉、洋紫茉莉、葉似花、葉子花、
　　　笐杜鵑、三角花、龜花

分布：臺灣各地人家庭園普遍栽培

花期：全年

【形態】

多年生木質大藤本，疏生直立刺，新枝密被褐色毛。葉互生，柄長約1公分，葉片廣卵形，長4～10公分，寬2～6公分，基部楔形，先端漸尖，全緣，背面無毛或微被絨毛。花每3朵合生成一簇，於小枝上成總狀形排列，且每花具葉狀大苞片1枚，苞片呈淡紫紅色，橢圓形，長3～5公分，寬2～4公分，全緣，紙質。花被管狀，淡黃綠色，先端5～6淺裂。雄蕊7～8枚，基部合生。子房具柄。瘦果5稜。

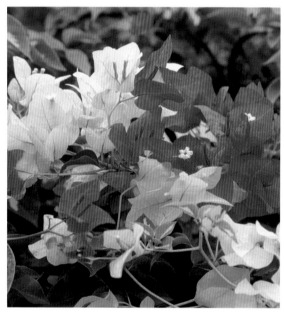

金心九重葛為九重葛園藝種中之觀賞極品，其同1植株
有兩種花色，且葉為斑葉，又稱「斑葉雙色九重葛」

【藥用】

花能調和氣血，治婦女赤白帶下、月經不調。藤治肝病。

【方例】

❀治肝病：九重葛藤3～5錢、牌錢樹根及幹1兩。水煎服。《原色臺灣藥用植物圖鑑(1)》

【實用】

本種是園藝上重要的觀賞植物。

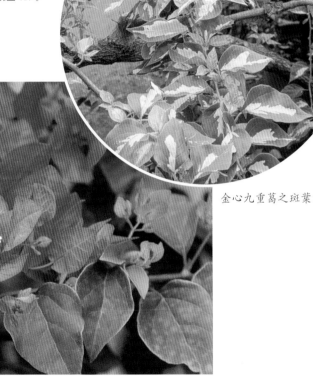

金心九重葛之斑葉

圖中紅艷的構造可不是九重葛的花瓣，而是其苞片喔！

編 語

❀臺灣民間對於某些帶刺的植物，多俗稱為「刺仔花」，人們習慣取之避邪，九重葛便是一例。

番杏 番杏科 Aizoaceae

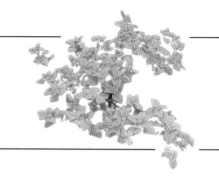

學名：*Tetragonia tetragonoides* (Pall.) Kuntze

別名：毛菠菜、洋菠菜、法國菠菜、紐西蘭菠菜、白番杏、
　　　白紅菜、白番莧、濱萵苣

分布：臺灣全島海岸附近砂質地上

花期：2～10月

【形態】

　　肉質性草本，莖高40～80公分，少分枝，幼時直立，後平臥。單葉互生，具葉柄，柄長2～3公分，葉片長5～10公分，寬1.5～5公分，三角狀卵形或菱狀卵形，葉基楔形，先端漸尖形，全緣。花黃色，1～2朵腋生，無花瓣。萼筒鐘形，4裂，裂片闊卵形，內側黃綠色。雄蕊4～13枚，花絲、花藥均為黃色。子房下位，花柱4～5枚，柱頭先端呈乳頭狀。果實為堅果狀，倒圓錐形，外圍有宿萼變形的角狀突起4～5個。種子4～10粒。

番杏的花黃且小

【藥用】

全草有清熱解毒、祛風消腫之效，治腸炎、敗血病、疔瘡紅腫、風熱目赤、腫瘤等。

【方例】

* 治胃癌、食道癌、子宮頸癌：番杏3兩、菱莖（鮮草或連殼的菱角）4兩、薏仁1兩、馬蹄決明4錢，水煎服。《本草推陳》

* 治眼風火赤腫：白番杏鮮葉洗淨，用銀針密刺細孔，加入乳汁少許，燉半小時，敷貼眼部，日換3～4次。《福建民間草藥》

* 治疔瘡紅腫：鮮白番杏葉1握，洗淨，和少量的冷飯、食鹽共搗爛，貼患處，每日換2次。並可治刀傷出血後紅腫。《中國藥用植物圖鑑》

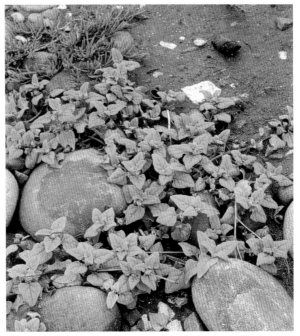

生長於海邊沙地石堆中的番杏

番杏結果了

【實用】

莖、葉可供食用，味道類似菠菜。

編　語

* 本植物據《本草推陳》所載：『民間用來治胃癌，據稱有妙效，亦可供食用，朝鮮民間有「食用此菜，一年四季少生病」的民諺』。

馬齒莧 馬齒莧科 Portulacaceae

學名：*Portulaca oleracea* L.
別名：豬母乳、豬母菜、豬母草、寶釧菜、五行草、長命菜、
　　　馬蛇子菜、馬齒菜
分布：全島各處平地、山野、路旁、荒地至海濱
花期：5～9月

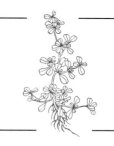

【形態】

　　一或二年生草本，高10～25公分，光滑肉質，莖圓柱形，斜上分歧，下部平臥地上，帶紫紅色。單葉對生或互生，葉柄極短，葉片楔形或倒卵形，長1～3公分，寬0.5～1.5公分，葉基楔形，先端圓形，葉緣為全緣。花3～5朵簇生枝頂葉腋，黃色，無梗。萼片2枚，背面具有龍骨狀突，綠色。花瓣5片，長0.3～0.5公分，倒卵形，先端微凹。雄蕊8～12枚，花藥黃色。雌蕊1枚，子房半下位，1室，花柱頂端3～5裂，形成線狀柱頭。蒴果短圓錐形，上半部呈帽狀，成熟後蓋裂。種子多數，歪圓形，黑褐色，表面具細點。

【藥用】

　　全草有清熱解毒、消腫散血、利水潤腸之效，治血淋、熱淋、赤白帶下、熱痢膿血、肺膿瘍、食積不化、百日咳、腳氣水腫、多種急性炎症等，外用治丹毒、癰腫惡瘡、瘰癧、帶狀疱疹、青春痘等。種子能明目、利腸，治肝病、眼疾等。

【方例】

❀治肺熱咳血：鮮馬齒莧2兩、白茅根1兩、仙鶴草6錢，水煎分3次服。《中國民間百草良方》

❀治急性膀胱炎：鮮馬齒莧2兩、車前草1兩，水煎服。《中國民間百草良方》

❀治糖尿病：豬母乳、紅乳仔草各40公分，水煎代茶飲。《臺灣植物藥材誌(三)》

❀治痢疾、糖尿病：豬母乳鮮品190公分，燉赤肉服。《臺灣植物藥材誌(三)》

【實用】

　　臺灣早期各種飼料尚未普及時，養豬戶除了要到處收集剩菜剩飯外，還得找尋馬齒莧，以備豬食之不足，故其又名「豬母乳」、「豬母菜」、「豬母草」等，但這種豬吃的飼料，現在也已成了人們的健康蔬菜。

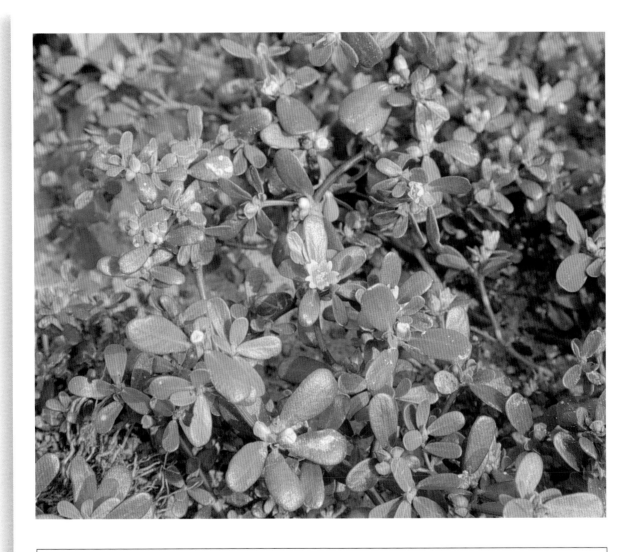

編　語

❋宋代蘇頌謂馬齒莧：「雖名莧類，而苗葉與人莧輩都不相似，又名五行草，以其葉青、梗赤、
　花黃、根白、子黑也。」據傳當年王寶釧苦守寒窯的日子，多以馬齒莧為食，所以它也被稱為
　「寶釧菜」。

裸花鹼蓬 藜科 Chenopodiaceae

學名：*Suaeda maritima* (L.) Dum.
別名：鹽定、鹽蒿子、鰜蓬、鹽蓬、鹹蓬
分布：臺灣全境海濱砂地及泥地
花期：4～8月

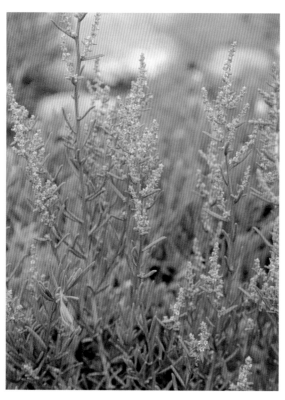

裸花鹼蓬的花序近攝

【形態】

　　多年生草本，多分枝呈叢生，高20～40公分，莖基部漸成木質化。單葉互生，無柄，葉片線狀圓柱形，肉質，長1～3公分，寬0.1～0.3公分，先端尖，全緣。花小，黃綠色，數朵腋生枝上部呈穗狀花序。苞片3枚，長約0.05公分，長披針形，半透明。單花被，肉質，花萼5枚。雄蕊5枚，與萼片對生。雌蕊1枚，子房卵形。胞果呈卵球形。種子具光澤，黑色。

【藥用】

　　全草有清熱、平肝、降壓之效，治高血壓、頭暈、頭痛等。

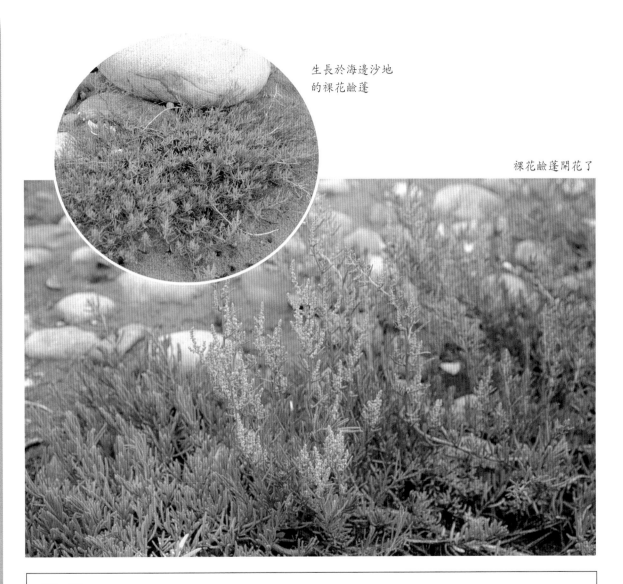

生長於海邊沙地
的裸花鹼蓬

裸花鹼蓬開花了

編　語

❋鹼蓬屬(*Suaeda*)植物多生長於多鹽、鹼性高的地方，故有「鹽蓬」、「鹼蓬」諸名，而鹻與鹼同音義，其名又作「鹻蓬」。

節節花 莧科 Amaranthaceae

學名：*Alternanthera nodiflora* R. Br.
別名：狹葉滿天星
分布：臺灣各地皆可見
花期：全年

【形態】

　　一年生草本，高可達30公分，基部多分枝，節上長根，全株被毛。單葉對生，柄極短，葉片線形至線狀披針形，長2～5公分，寬約0.5公分，基部楔形，先端鈍或銳尖，波狀疏齒緣或近全緣。花細小，白色，簇生葉腋呈頭狀花序。花被5枚，長約0.25公分，狹長橢圓形，先端銳尖。雄蕊合生，花絲短。胞果倒心形，扁平。

【藥用】

　　莖、葉煎服治腎臟疾患及痢疾，若加砂糖煎服，治吐血、憂鬱症等。《臺灣藥用植物誌（上）。

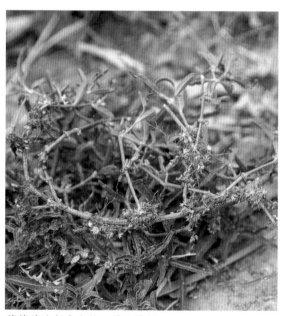

節節花基部多分枝，節上長根

編　語
❀臺灣植物誌第2版將本植物併入同屬的滿天星(*A. sessilis* (L.) R. Br.，又稱蓮子草)，但二者形態確實有別，民間亦作不同藥草使用，筆者建議應視爲兩種不同植物較理想。

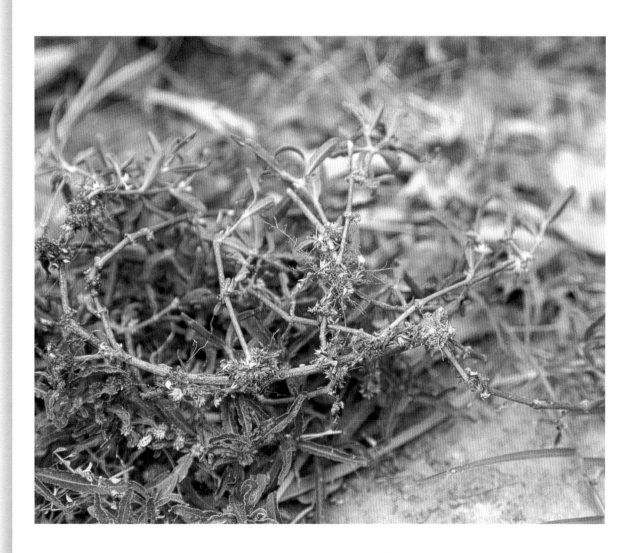

41

刺莧 莧科 Amaranthaceae

學名：*Amaranthus spinosus* L.

別名：假莧菜、簕莧菜、土莧菜、野莧菜、刺莧菜、刺蒐、
　　　刺刺草、豬母菜、酸酸莧

分布：全島低海拔荒地、庭園及路旁

花期：3～12月

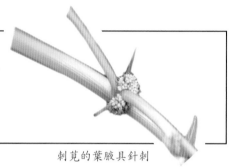
刺莧的葉腋具針刺

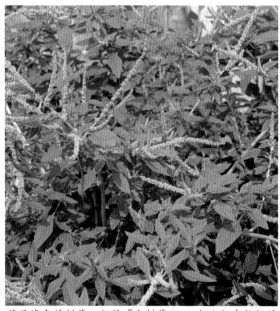
莖呈綠色的刺莧，俗稱「白刺莧」，一般公認有較好的藥效

【形態】

　　一年生草本，高30～80公分，全體近光滑，莖直立，綠色或淡紫紅色，多分枝。單葉互生，具柄，葉片狹卵形至廣卵形，長3～8公分，寬1～4公分，基部楔形，先端鈍形，葉腋具2枚針刺，長約1公分。單性花，密生，綠色，雌雄同株。穗狀花序腋生，或集成頂生圓錐花序。苞片狹卵形，先端具細芒。花被5片，闊倒披針形。雄蕊5枚。柱頭2～3裂。胞果球形，明顯具皺紋，不完全橫向開裂。種子近球形，黑色或褐色。

【藥用】

　　全草或根有涼血止血、清利濕熱、解毒消癰之效，治胃出血、便血、痔血、膽石症、膽囊炎、濕熱泄瀉、痢疾、小便澀痛、白帶、下消、淋濁、咽喉腫痛、牙齦糜爛、濕疹、蛇咬傷、癰腫、眼疾等。

【方例】

🌸 治胃、十二指腸潰瘍出血：刺莧菜根1～2兩，水煎2次分服。《(江西)草藥手冊》

🌸 治甲狀腺腫大：鮮刺莧3兩、豬瘦肉4兩，水煎，分2次服。《福建藥物誌》

🌸 治下消：白刺莧、白肉豆、白龍船、白石榴、山葡萄各40公分，半酒水燉豬腸服。《臺灣植物藥材誌(三)》

🌸 治白帶、經痛、月經不調、婦人全身痠痛：白刺莧、九層塔根各75公分，燉豬腸或雞服。《臺灣植物藥材誌(三)》

🌸 治白帶：鮮刺莧根2兩、銀杏14枚，水煎服。《福建藥物誌》

🌸 治淋病：白刺莧頭、甘蔗皮各40公分，煎冰糖服。《臺灣植物藥材誌(三)》

🌸 消炎，治眼疾：白刺莧240公分，煎水服。《臺灣植物藥材誌(三)》

【實用】

嫩葉可當野菜食用。

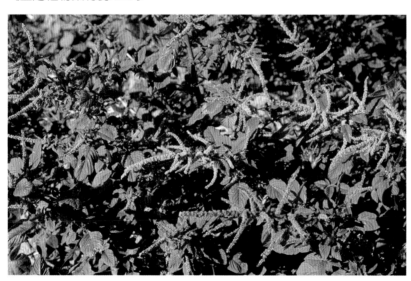

野外常見的刺莧，其莖多呈淡紫紅色

編 語

✳「簕」字為方言，兩廣等地將竹上的刺稱作「簕」，而本植物所具銳刺，猶如竹刺，故有「簕莧菜」之別名。藥用方面，臺灣民間習慣以莖及葉呈綠色者入藥，用部以根及幹為主，藥材名稱白刺杏、白刺莧等。

野莧 莧科 Amaranthaceae

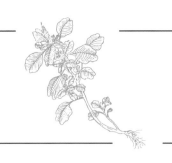

學名：*Amaranthus viridis* L.
別名：鳥仔莧、綠莧、白莧、假莧菜、豬莧、土莧、細莧、
　　　糠莧、皺果莧、野莧菜、山莧菜
分布：全島低海拔荒地、庭園及路旁
花期：全年

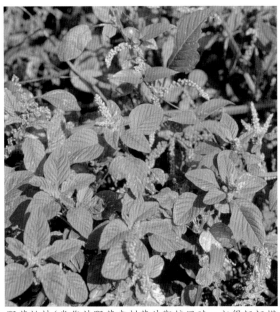

野莧植株(當您被野莧與刺莧外觀搞混時，記得輕輕摸
一下它們喔！無刺的才有可能是刺莧。)

【形態】

　　一年生草本，高30～80公分，全體近光滑，
莖直立，少分枝。單葉互生，具柄，葉片卵形，
長3～10公分，寬2～6公分，葉基楔形，葉尖鈍
形。單性花，密生，綠色，雌雄同株。穗狀花序
腋生，或集成頂生圓錐花序。苞片狹披針形，長
約0.08公分，膜質。花被3片，倒披針形，長約
0.1公分，膜質。雄蕊2～3枚。柱頭2裂。胞果球
形，明顯具皺紋，不開裂。種子黑色或褐色。

【藥用】

全草或根有清熱、解毒、利尿、止痛、明目之效，治癰瘡腫毒、牙疳、蟲咬、初痢、滑胎等。

【方例】

🌸治蛇咬傷：野莧新鮮全草適量，搗敷患處。《(江西)草藥手冊》

🌸治瘡腫：新鮮野莧、龍葵全草適量等分，煎水洗。《(江西)草藥手冊》

🌸治走馬牙疳：野莧根煅存性，加冰片少許，研勻擦牙齦。《(江西)草藥手冊》

【實用】

幼苗、嫩莖葉、花穗及胞果皆可當野菜食用。

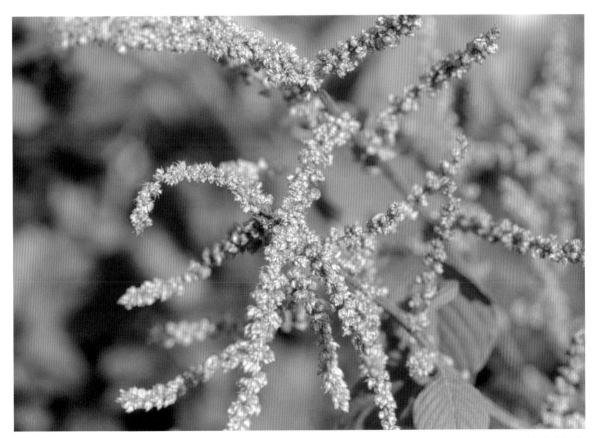

結果的野莧

野莧與刺莧生殖器官之比較

【刺 莧】　　　【野 莧】

| 雄 花 | | |

雄 花

雌 花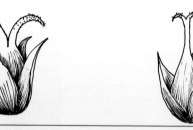

雄 蕊

種 子

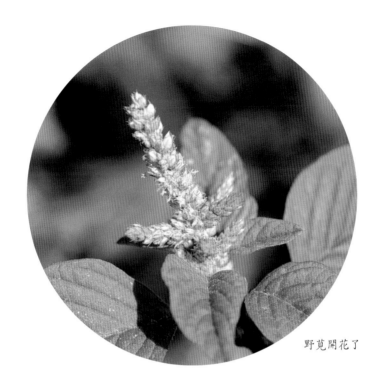

野莧開花了

編　語

❋ 莧屬(*Amaranthus*)植物於臺灣鄉野是很常見的，由於其形態相似易使人混淆，現以「種檢索表」
　加以區別。

　1.葉腋具2枚針刺 ....刺莧(*A. spinosus* L.)

　1.葉腋無針刺。

　　2.葉先端凹 ....凹葉野莧(*A. lividus* L.)

　　2.葉先端銳尖或鈍。

　　　3.植株高可達200公分；雄蕊與花被片5枚 ...... 青莧(*A. patulus* Bertoloni)

　　　3.植株高可達80公分；雄蕊與花被片3枚 .... 野莧(*A. viridis* L.)

　※其中雄蕊與花被片5枚者有青莧、刺莧，雄蕊與花被片3枚者有野莧、凹葉野莧。

無根草 樟科 Lauraceae

學名：*Cassytha filiformis* L.
別名：無爺藤、藤仔、過天藤、飛揚藤、羅網藤、蜈蚣藤、青絲藤、無頭藤、無根藤、蟠纏藤
分布：臺灣全境低海拔地區，尤其常見於近海岸處
花期：8～12月

【形態】

纏繞性寄生草本，藉由盤狀吸根攀附於其他植物上，常糾纏成一大片，莖細長，黃綠色。葉退化成細小的鱗片狀。穗狀花序長2～5公分，具微小苞片，花小形，白色或黃色，無梗。花被6枚，大小不等，外面3枚較小，長約0.2公分，三角狀卵形；內面3枚較大，長約0.3公分，橢圓形。雄蕊9枚，共3輪，花藥心形，先端鈍狀，第1及第2輪各為3枚，不具腺體，內向，長約0.3公分，第3輪具腺體。雌蕊1枚，子房上位。漿果圓形，直徑約0.6公分，外被膨大且肉質的宿存花被所包圍。

【藥用】

全草有清熱利尿、涼血解毒、益陰補腎之效，治肺熱咳嗽、肝炎、黃疸、痢疾、燙傷、便秘、癰腫、疥瘡、淋病、腎臟疾病、急性結膜炎等。

【方例】

❀ 治習慣性鼻出血：鮮無根草5錢至1兩，豬赤肉數量不拘，水酒各半燉服。《閩南民間草藥》

❀ 治小兒肝熱、肌膚消瘦、手足心熱、精神萎靡：無根藤每日2兩，酌加水，煎取半碗，分兩次服。《福建民間草藥》

❀ 治夢遺早泄：無根藤2兩，雄豬脊髓4兩，加黃酒2兩煎服。《福建民間草藥》

❀ 治陰囊腫大：鮮無根草8錢至1兩，青殼鴨蛋1只，水適量燉服。《閩南民間草藥》

❀ 治血淋：鮮無爺藤3～4兩（乾的5錢），水煎調烏糖服。《泉州本草》

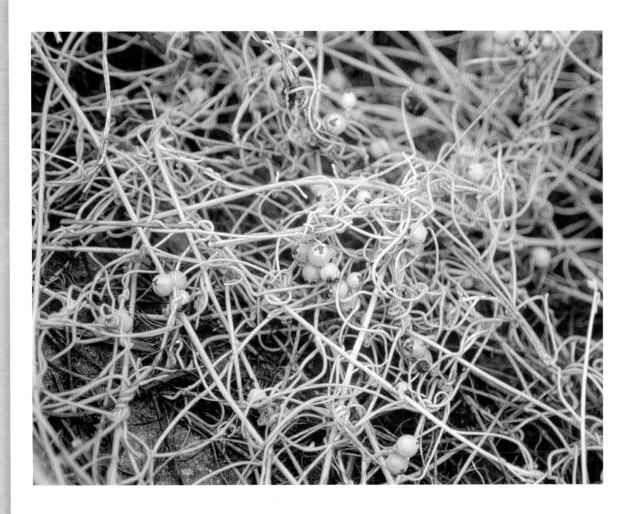

八角蓮 小蘗科 Berberidaceae

學名：*Dysosma pleiantha* (Hance) Woodson
別名：一把傘、葉下花、獨腳蓮、八角盤、蛇藥王、鬼臼
分布：臺灣中、北部及東部山區，海拔1000～2500公尺陰濕闊葉林下
花期：3～5月

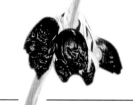

八角蓮的花

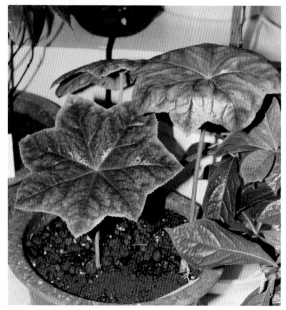

八角蓮的盾狀葉呈6～8淺裂

【形態】

　　多年生草本，根莖橫臥，具粗狀的鬚狀根，地上莖單一，直立，高約30公分。單葉，通常2片生於莖頂，具柄，葉片直徑約30公分，盾狀圓形，6～8淺裂，裂片三角形，葉尖銳尖，鋸齒緣，葉緣被緣毛。花5～8朵簇生於兩葉柄交叉處，具花梗。花被下垂開展，暗紫紅色，萼片與花瓣各6枚。雄蕊6枚，花絲扁平，花藥與花絲約等長。雌蕊1枚，花柱短，柱頭盾狀，子房上位，且呈淡黃色。漿果長約2公分，長橢圓形。

【藥用】

根莖及根有清熱解毒、化痰散結、祛瘀消腫之效，治癰腫疔瘡、瘰癧、喉蛾、跌打損傷、蛇蟲咬傷、腹痛、痛風、乳癌、糖尿病等。

【方例】

💮 治慢性盲腸炎或腹痛：八角蓮根莖7公分、白花仔草20公分，虱母子根及咸豐草各40公分，水煎服。《臺灣植物藥材誌(一)》

💮 治帶狀疱疹：八角蓮根莖適量曬乾，研末調醋外敷患處。《廣西中草藥》

💮 治痰咳：八角蓮根莖4錢、豬肺2～4兩、糖適量，煲服。《廣西中藥誌》

【實用】

八角蓮的株形奇特美麗，不開花時，亦可當觀葉植物栽培。

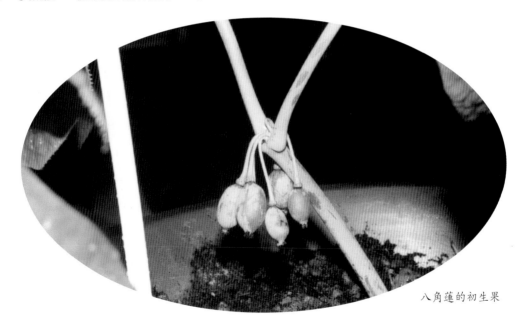

八角蓮的初生果

編　語

🌼 本植物為民間著名之蛇傷解毒藥，故諺云：「識得八角蓮，可與蛇共眠」，現代研究亦發現其根莖及根含有抗癌成分鬼臼毒素(Podophyllotoxin)和脫氧鬼臼毒素(Deoxypodophyllotoxin)。

魚腥草 三白草科 Saururaceae

學名：*Houttuynia cordata* Thunb.
別名：蕺、蕺菜、紫蕺、臭瘟草、魚臊草、九節蓮、手藥、
　　　狗貼耳、狗粒米、臭敢草、岑草
分布：臺灣全境低海拔山區
花期：5～8月

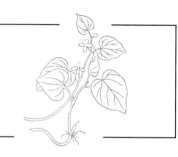

【形態】

多年生草本，具腥臭味，高達60公分，根莖細長，莖直立，無毛。單葉互生，薄紙質，柄長2～3公分，葉片闊卵形或卵形，長4～9公分，寬3～6公分，基部心形，先端銳尖形，全緣。托葉膜質，條形，宿存，下部和葉柄合生，基部擴大，略抱莖。穗狀花序生於莖頂，長2～3公分，總苞片4枚，倒卵形，長1.5～2公分，呈花瓣狀，白色，宿存。花小而密生，淡黃色，兩性，無花被。雄蕊3枚，花絲下部與子房合生。雌蕊1枚，由3心皮組成，子房上位，花柱3個。蒴果近球形，先端開裂，花柱宿存。種子多數，卵形。

【藥用】

全草有清熱解毒、利尿消腫、鎮咳祛痰之效，治肺炎、肺膿瘍、咳吐膿血、水腫、痔瘡、痰熱喘咳、子宮頸炎、癰瘡等，對於各種細菌感染引發之炎症如淋病、婦女白帶、尿道炎等，以及皮膚疾患如疥癬、濕疹、香港腳等，均有明顯的功效，而在狹心症的預防及治療也有很好的效果。

【方例】

❀ 治熱淋、白濁、白帶：魚腥草6~10錢，水煎服。《江西民間草藥》

❀ 治肺癰吐膿、吐血：魚腥草、天花粉、側柏葉等分，煎湯服之。《滇南本草》

❀ 治病毒性肺炎、支氣管炎、感冒：魚腥草、厚朴、連翹各3錢，研末，桑枝1兩，水煎，沖服藥末。《江西草藥》

❀ 治痢疾：魚腥草6錢、山楂炭2錢，水煎，加蜜糖服。《嶺南草藥誌》

❀ 治高血壓：魚腥草、仙草各70～100公分，水煎服。《臺灣植物藥材誌（一）》

❀ 治咳嗽、解鬱：魚腥草70～100公分，水煎，沖雞蛋服。《臺灣植物藥材誌（一）》

【實用】

本品為民間青草茶原料之一。

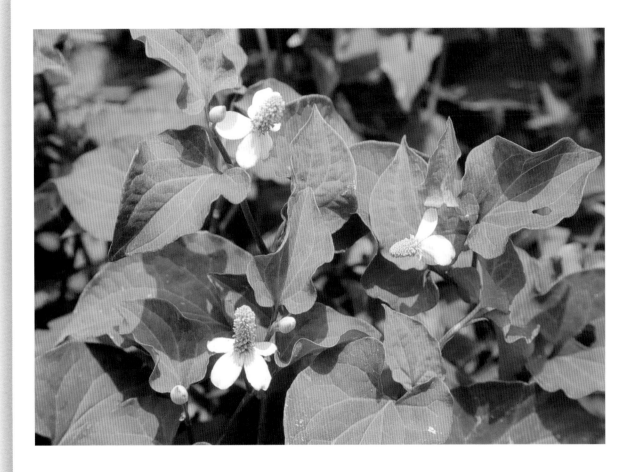

編　語

❀ 魚腥草在日本民間，是最常用的藥草之一，有田地之處，幾乎都刻意栽植。許多家庭主婦就常
摘取新鮮葉片，煮一大鍋的「魚腥草茶」，讓孩子帶去上學，當作開水一樣飲用，煮出的茶氣
味芳香甘美，毫無腥氣，不但能解熱利尿，更有預防肝炎及高血壓的功效。而煮過的葉片可別
丟喔！日本的年輕少女多將其用來貼敷臉部皮膚，能擴張毛細孔，改善血液循環，從而達到美
容養顏的效果，比人工合成的化妝品更天然、更能滋潤您的肌膚呢！

三白草 三白草科 Saururaceae

學名：*Saururus chinensis* (Lour.) Baill.
別名：水茗草、水木通、白葉蓮、過塘蓮、水九節蓮
分布：臺灣全境平野至山地池沼邊或潮濕地
花期：4～8月

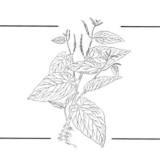

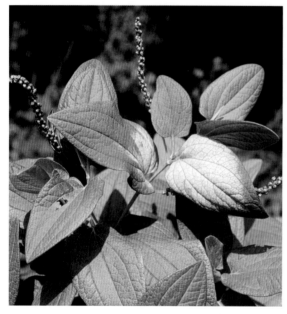

三白草因莖端花序下的葉，常有2～3片變半白，故名

【形態】

多年生草本，高30～100公分，地下莖節上具鬚狀根，莖直立，或下部伏地，具縱稜，無毛。葉互生，卵形或卵狀橢圓形，全緣，長9～15公分，寬6～8公分，基部心形，先端銳尖，柄長2～3公分，基部肥厚微抱莖。總狀花序穗狀，常與葉對生，花兩性，無花被。雄蕊6～7枚，花絲與花藥等長。雌蕊1枚，由4心皮合成，子房圓形，柱頭4裂，向外反曲。蒴果成熟後頂端開裂。種子圓形。

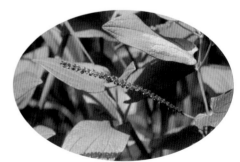

三白草的果穗

【藥用】

地上部有清熱、利濕、消腫、解毒之效，治水腫、腳氣、黃疸、淋濁、帶下、癰腫、疔毒等。根莖有利水、清熱、解毒之效，治腳氣、淋濁、帶下、癰腫、疥癬。

【方例】

❀治熱淋：三白草根1兩，同米泔水（第2次淘米的水）煎服。《江西民間草藥》

❀治疗瘡炎腫：三白草鮮葉1握，搗爛敷患處，日換2次。《福建民間草藥》

❀治乳癰：鮮三白草根1～2兩，豆腐適量，水煎服，渣搗爛敷患處。《福建中草藥》

❀治肝炎：水荖根40～75公分，水煎服。《臺灣植物藥材誌（一）》

❀退肺火：水荖根40公分或水荖葉40～110公分，水煎服。《臺灣植物藥材誌（一）》

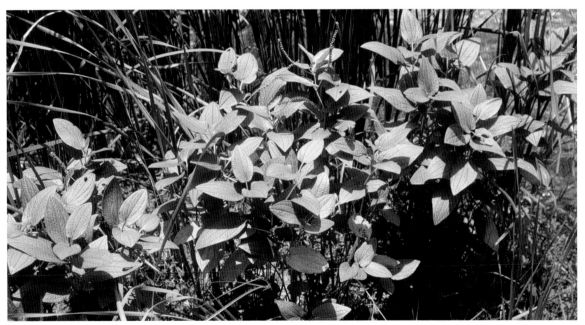

三白草常生長於池沼邊或潮濕地

編 語

❀本植物莖端花序下的葉，常有2～3片變半白，故名。

水冬瓜 獼猴桃科 Actinidiaceae

學名：*Saurauia oldhamii* Hemsl.

別名：水東哥、水冬哥、大有樹、水管心、水枇杷、
山枇杷、水牛奶、紅毛樹、鼻涕哥

分布：臺灣全境海拔300～1700公尺山區陰濕疏林內或山谷陰濕處

花期：2～7月

將水冬瓜的漿果捏破後，釋出了多數且細小的種子

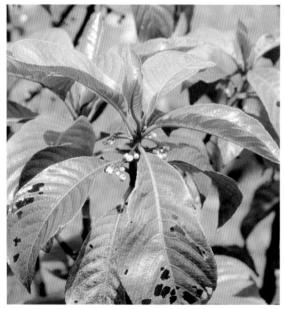

水冬瓜植株

【形態】

　　常綠灌木至小喬木，小枝有粗刺毛。單葉互生，柄長2～3公分，葉片披針形至倒披針形，長15～20公分，寬6～8公分，基部楔形至尖銳，先端尖，疏細刺狀緣。花小形，直徑約1公分，排列呈聚繖花序，生於老枝葉痕上或腋生。萼片5枚，卵形。花瓣合生成鐘形，淡粉紅色至紫紅色，頂端5淺裂，反捲。雄蕊多數，花絲短。子房上位，光滑，卵球形，3室。漿果球形，直徑約1公分，白色，多液汁，花萼宿存。種子多數，細小。

【藥用】

　　根及莖有清熱、解毒、止血、止痛、生肌、鎮咳之效，治發燒、腹痛、麻疹、風熱咳嗽、肝炎、尿路感染、白濁、白帶、風火牙痛、風濕痛、慢性骨髓炎等。葉外敷治火燙傷、刀傷、外傷、癰瘡。

【實用】

　　成熟之果實可食。

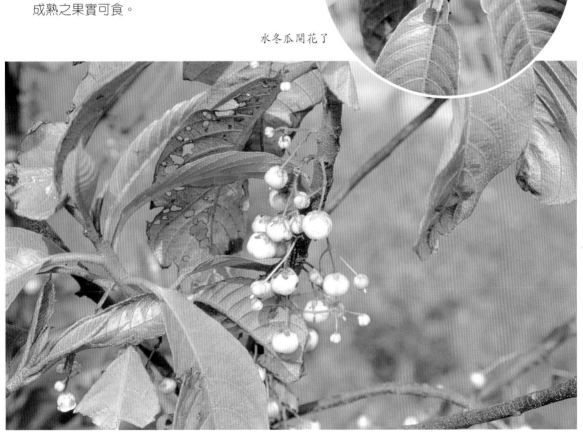

水冬瓜開花了

結果的水冬瓜

瓊崖海棠 金絲桃科 Guttiferae

學名：*Calophyllum inophyllum* L.
別名：胡桐、紅厚殼、海棠、君子樹
分布：產在恆春半島及蘭嶼之海岸附近，但目前臺灣各地均有栽植
花期：3～5月

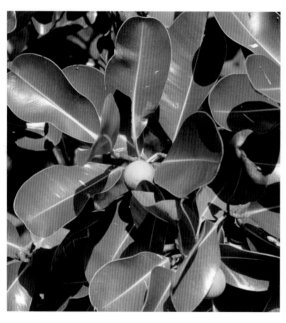

【形態】

常綠喬木，高可達12公尺，樹皮厚，灰褐色。單葉對生，柄長約1.5公分，葉片長橢圓形至倒卵形，長8～18公分，寬5～10公分，基部闊楔形或鈍形，先端圓形或微凹，全緣，側脈多數，整齊平行排列。花序呈總狀或圓錐狀，腋出，長5～10公分，花具長梗。萼片4枚，反捲，光滑。花瓣4片，白色，略具香氣，反捲。雄蕊多數，成4束，花絲基部合生，並與瓣片連生，花藥底生。子房1室，胚珠1，直立。核果球形，直徑約3公分，初為綠色，熟時呈赤褐色。種子1粒，種皮堅硬。

【藥用】

根有祛瘀止痛之效，治痛經、跌打損傷、風濕疼痛、外傷出血等。鮮葉與根同效，多搗敷患處。

【實用】

防風林樹種之一。木材可作傢俱用材。

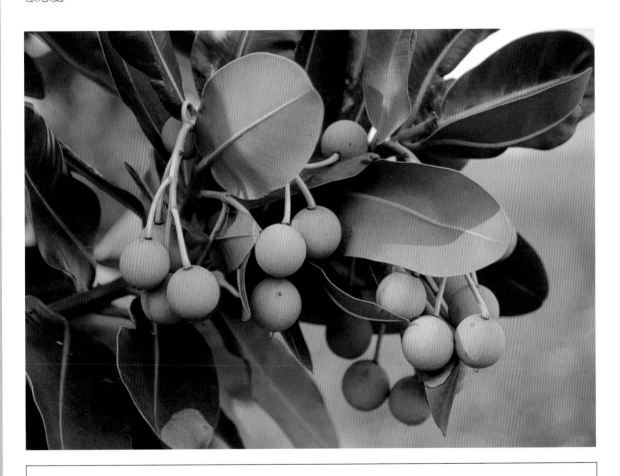

編　語
❀本品依《中華本草》記載，用量為1～3錢。

細葉碎米薺 十字花科 Cruciferae

學名：*Cardamine flexuosa* With.
別名：小葉碎米薺、彎曲碎米薺、碎米菜、蔊菜、辣菜、田芥、蘿目草、小葉地豇豆、白帶草
分布：臺灣全境平野常見雜草
花期：1～3月

【形態】

1～2年生草本，高10～30公分，莖分枝多，下部常呈暗紫色，被短毛。羽狀複葉互生，莖下部葉具7～10枚小葉，小葉卵形至闊卵形，葉緣呈1～5缺裂，頂小葉片較大，長0.3～1.5公分，寬0.6～1.5公分；莖上部葉具3～10枚小葉，小葉披針形，全緣或缺裂。總狀花序由10～20朵花組成。萼片4枚，綠色，橢圓形。花瓣4片，白色，長約0.35公分，倒卵形。雄蕊6枚。子房長形，柱頭膨大，頭狀。長角果線形，表面光滑，長約2公分，內含種子約15粒。

【藥用】

全草有清熱、利濕、安神、止血之效，治濕熱瀉痢、白帶、尿道炎、膀胱炎、皮膚炎、心悸、失眠、虛火牙痛、小兒疳積、吐血、便血等，外敷癰瘡腫毒。

【方例】

❀ 治濕熱瀉痢、小便短赤：碎米薺5錢、火炭母草5錢、車前子1兩，水煎服。《四川中藥誌》

❀ 治吐血、便血：碎米薺5錢、側柏葉3錢、生地4錢、荊芥炭3錢，水煎服。《四川中藥誌》

❀ 治白帶：鮮碎米薺、三白草各1兩，水煎服。《秦嶺巴山天然藥物誌》

【實用】

全草可食用。

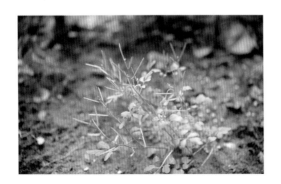

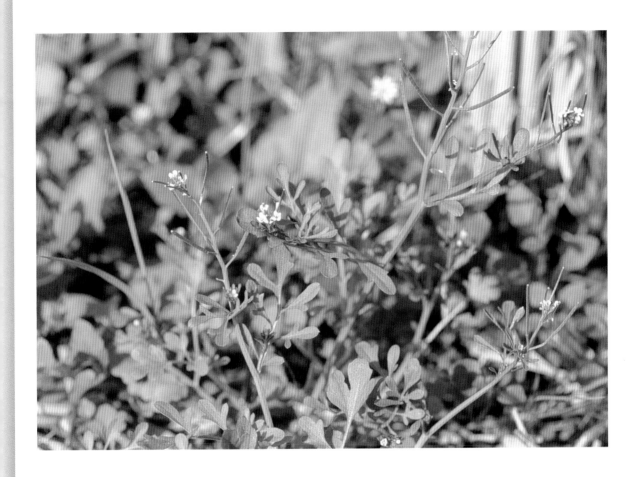

編　語

✽ 本植物與其同屬植物碎米薺(*C. hirsuta* L.)藥效相同，於中國大陸常混採混用。根據觀察，細葉
　碎米薺在臺灣常於農田休耕時(約冬末至春初)，在短短兩、三個月的時間內迅速成長並開花結
　果，完成其生活週期，此時也是採集的最佳時機。又其鮮葉生咬具辣味，鄉間亦俗稱「辣茉」
　。

楓香 金縷梅科 Hamamelidaceae

學名：*Liquidambar formosana* Hance

別名：楓、楓樹、楓木、楓仔樹、香楓、三角楓、三角尖

分布：臺灣全島平地至海拔2000公尺山區皆可見

花期：2～4月

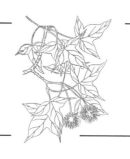

【形態】

　　落葉大喬木，高20～40公尺，徑達1公尺，樹脂具特殊芳香，樹皮灰褐色，常方塊狀剝落。單葉互生，且叢集枝端，柄長3～7公分，托葉線形，早落，葉片心形，常3裂，幼時及萌發枝上的葉多為掌狀5裂，長6～12公分，寬8～15公分，裂片先端銳尖，基部心形，葉緣呈細鋸齒。花淡黃綠色，單性，雌雄同株，無花被。雄花呈葇荑花序，再排成短總狀，生於枝頂。雌花呈頭狀花序，單生。雄蕊多數，花絲不等長。花柱2枚，被毛，子房2室，柱頭彎曲。果實為蒴果，互相癒合而成頭狀之聚合果，直徑約2.5公分。

結果的楓香

臺灣三角楓雖有「楓」之名，且葉3裂，但由其葉對生，可判斷它仍屬於槭屬 (*Acer*) 植物，學名爲 *A. buergerianum* Miq. var. *formosanum* (Hayata) Sasaki

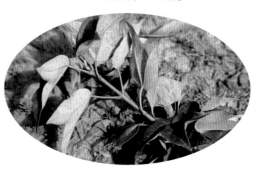

【藥用】

聚合果稱「路路通」，能利尿、消炎、止痛、抗菌，治風濕痛、手足拘攣、腰痛、胃痛、腹脹、水腫、小便不利、經閉、乳少、癰疽、濕疹、痔漏、疥癬、蕁麻疹等。樹皮能治大風癩瘡、腹瀉、霍亂等。葉治急性腸胃炎、痢疾、產後風、小兒臍風、癰腫發背等。根治風濕關節痛、疔瘡、癰疽等。樹脂稱「白膠香」，有祛風、活血、止血、生肌、止痛、解毒之效，治癰疽、疥瘡、瘰癧、牙痛、衄血、吐血、胃痛、便秘、外傷出血、皮膚皸裂等。

【方例】

❀ 治風濕關節痛：楓香樹根1～2兩，水煎服。《湖南藥物誌》

❀ 治痢疾、腸炎、腹瀉：楓香樹葉（炒）、雞眼草各5錢，車前草、萊菔子各4錢，水煎服。《福建藥物誌》

❀ 治耳內流黃水：路路通5錢，煎水服。《浙江民間草藥》

【實用】

常被栽植當行道樹。木材可供建築、造船、薪炭、製箱櫃之用，亦是培養香菇的良好材料。

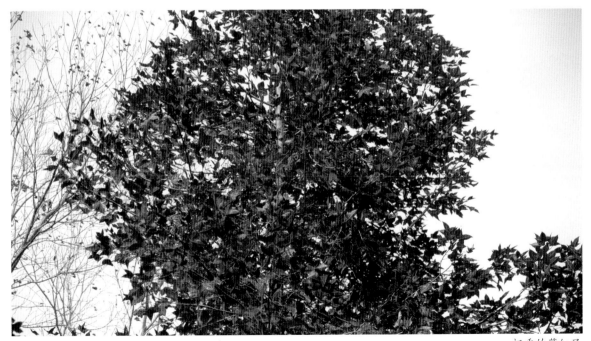

楓香的葉紅了

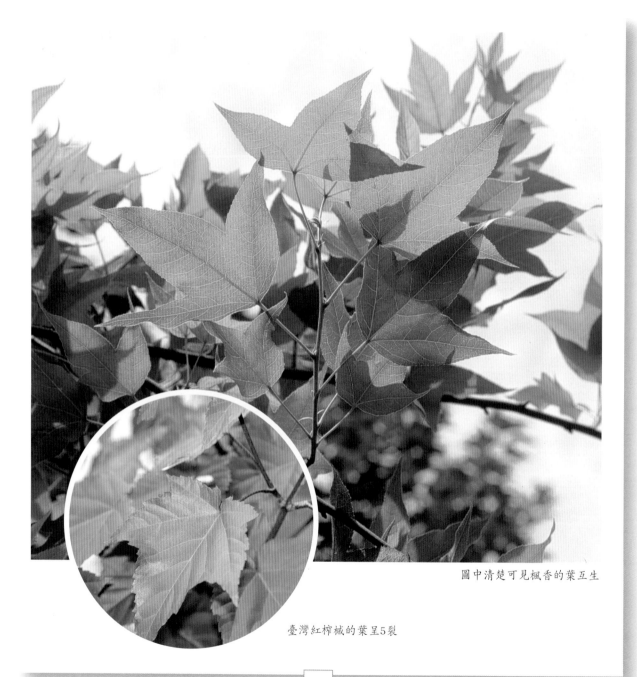

圖中清楚可見楓香的葉互生

臺灣紅榨槭的葉呈5裂

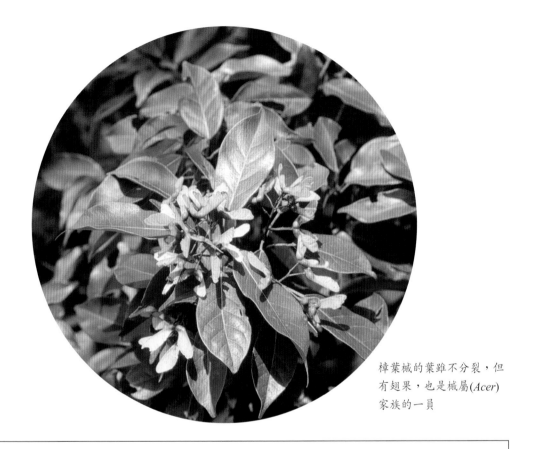

樟葉槭的葉雖不分裂，但有翅果，也是槭屬(*Acer*)家族的一員

編　語

* 本植物和槭(ㄘㄨㄟˋ)樹類(泛指槭樹科(Aceraceae)槭屬(*Acer*)植物)常被相互比較，其分辨口訣為「楓互槭對、楓蒴槭翅」，即楓香的葉互生，槭樹類爲對生，而楓香的果實是蒴果(相癒合成刺球狀聚合果)，槭樹類爲長了兩片翅膀的「翅果」。至於許多人朗朗上口的「3楓5槭」辨別口訣，實有其不合理之處，雖然楓香的葉，多爲3裂，而常見的槭樹類葉子，多爲5裂[如臺灣紅榨槭(*A. morrisonense* Hayata)、青楓(*A. serrulatum* Hayata)等]，但因爲植物的葉形會隨環境或生長的階段不同而略異，像楓香的幼葉就常爲5裂，且槭屬的成員葉形很多，甚至有不分裂的，如樟葉槭(*A. albopurpurascens* Hayata)便是一例。

蘭嶼海桐 海桐科 Pittosporaceae

學名：*Pittosporum moluccanum* Miq.

別名：蘭嶼七里香

分布：恆春半島、蘭嶼及綠島低海拔次生林中

花期：3～5月

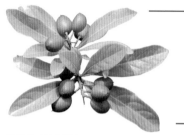

果實未成熟的蘭嶼海桐

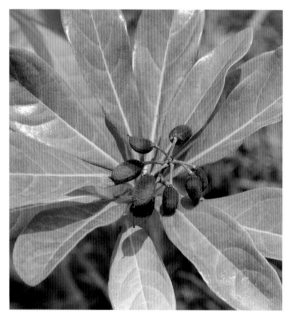

蘭嶼海桐的果實成熟了

【形態】

　　常綠小灌木。單葉互生或近於叢生，柄長1.5～2公分，平滑，葉片長橢圓狀倒卵形，長約10公分，寬4～5公分，基部楔形，先端銳尖或鈍圓形，全緣，側脈7～8對。圓錐花序頂生，花徑約0.7公分。萼片5枚，長橢圓形，長約0.2公分，寬約0.1公分，平滑。花瓣5枚，乳白色，長約0.9公分，寬約0.2公分，平滑。雄蕊5枚，短於雌蕊，長約0.4公分。雌蕊1枚，長約0.6公分，子房被毛，不完全二室，花柱短，柱頭肥大。蒴果球形，直徑約2.5公分。種子暗紅色，10～15粒，扁平狀。

【藥用】

　　根治跌打內傷。葉治風濕關節痛、腫毒。樹皮治皮膚病。(蘭嶼藥用植物資源之調查研究)。

【實用】

可作薪材。

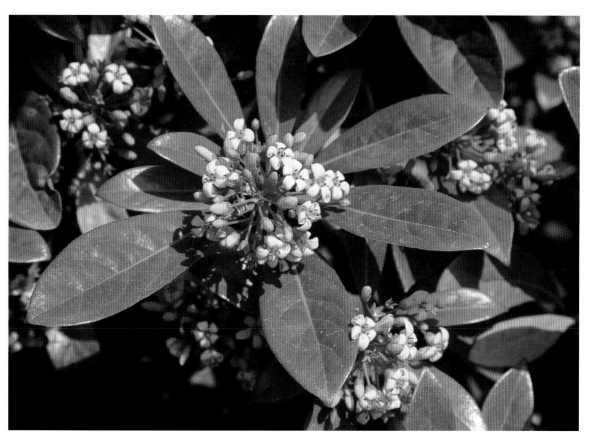

蘭嶼海桐開花了

臺灣海桐 海桐科 Pittosporaceae

學名：*Pittosporum* pentandrum (Blanco) Merr.
別名：七里香、十里香、雞榆、臺瓊海桐
分布：臺灣南部及蘭嶼低海拔山區或近海森林中
花期：5～6月

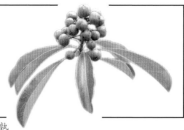

臺灣海桐的果實逐漸成熟

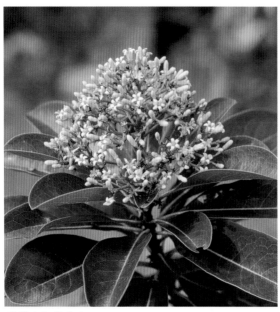

臺灣海桐的花序

【形態】

　　常綠小喬木，樹皮灰色，皮孔明顯，幼嫩部份被褐色絨毛。單葉互生，柄長約1公分，葉片長橢圓形或倒披針形，長達11公分，寬達4公分，基部楔形，先端銳尖，全緣或波狀緣，稍向外捲，側脈5～7對，上表面深綠色，下表面淡綠色，平滑。圓錐狀聚繖花序頂生，被淡褐色絨毛，花徑約0.8公分。萼片5枚，長橢圓形，平滑，具緣毛。花瓣5枚，白色，基部稍呈綠色。雄蕊5枚，長約0.5公分。子房基部被毛，不完全二室，花柱極短，柱頭肥大。蒴果球形，成熟時橙色。種子5～6粒，暗紅色，具稜角。

【藥用】

　　根、葉有活血、消腫、解毒、止痢、解渴之效，治痢疾、跌打損傷等。樹皮(稱七里香皮)治關節痛、腳風、疔瘡等。

【方例】

❀治膚癢：七里香皮5公分，水煎服或洗滌患處。《臺灣植物藥材誌(一)》

❀治風傷、打傷、筋骨痛：七里香皮10～20公分，水煎服。《臺灣植物藥材誌(一)》

【實用】

　　可當景觀樹栽植。

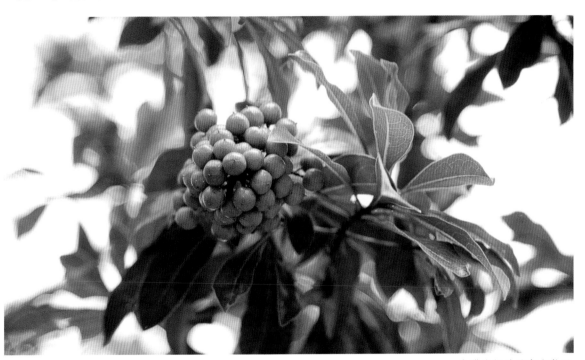

臺灣海桐的果實成熟了

編　語

❄花芳香，謂可飄香遠距離，故俗稱七里香、十里香等。

海桐 海桐科 Pittosporaceae

學名：*Pittosporum tobira* (Thunb.) Ait.
別名：七里香、金邊海桐
分布：臺灣北部海岸叢林很常見
花期：3～5月

【形態】

常綠大灌木，枝條多分歧，幼嫩部份被短柔毛。單葉互生，並叢生於小枝條頂端，柄長0.5～1公分，葉片倒卵形或長橢圓形，長4～10公分，寬1.5～3.5公分，基部楔形，先端圓形或鈍形，全緣，稍向外捲，側脈7～8對，不明顯，上下表面平滑。花序呈繖房或總狀，頂生，被絨毛。萼片5枚，披針形。花瓣5枚，白色後變黃色，平滑。雄蕊5枚，花藥黃色。雌蕊1枚，子房被褐色毛，不完全三室，花柱平滑，柱頭肥大。蒴果三稜狀球形，直徑約1.5公分。種子8～15粒，紅紫色。

【藥用】

枝、葉有解毒、殺蟲之效，治腫毒、疥瘡、痢疾、疝氣、風濕疼痛、皮膚癢、打傷等。

【方例】

❀治中毒性皮膚病：七里香葉60公分，煎水洗。《臺灣植物藥材誌(三)》

❀降血壓：七里香葉75公分，煎水服。《臺灣植物藥材誌(三)》

【實用】

海岸造林樹種之一。木材可製小用具。果實可供插花用。

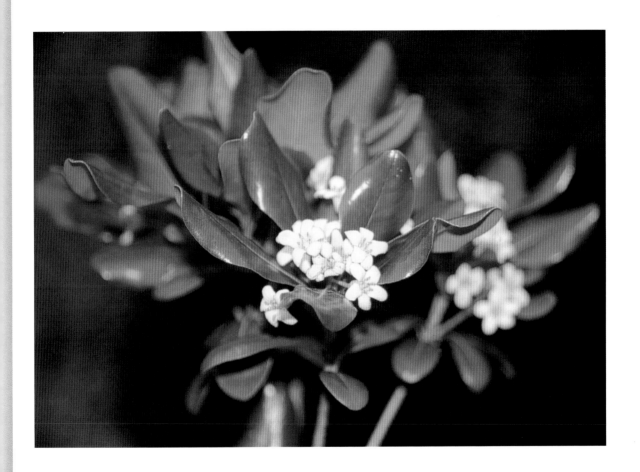

✿ 本植物與臺灣海桐(參見本書第68頁),民間皆俗稱「七里香」,二者常被混採混用。但據先師
　甘偉松教授之調查,臺灣藥材市場所使用之七里香枝、葉,其來源植物95%以上是海桐。

相思樹 豆科 Leguminosae

學名：*Acacia confusa* Merr.

別名：相思仔、香絲樹、松絲、相思、臺灣相思、
　　　假葉豆、細葉相思樹

分布：全島低海拔次生林中及荒廢地

花期：4～6月

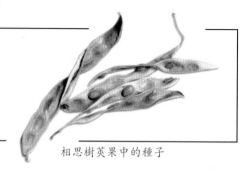

相思樹莢果中的種子

【形態】

　　常綠喬木，樹皮幼時平滑，老則粗糙。幼苗著生羽狀複葉，待其成長，則全變為假葉。假葉互生，無柄，革質，葉片披針形而略作鐮刀狀彎曲，長6～10公分，寬0.5～1公分，兩端漸尖，葉緣為全緣，平行脈5～7條。頭狀花序腋生，直徑約0.5～0.8公分，金黃色。花瓣4片，基部合生。雄蕊多數，挺出花外。花柱較雄蕊長。莢果扁平，兩端截形，長5～9公分，熟時黑褐色，內藏種子5～8粒。種子扁平，黑褐色，光滑。

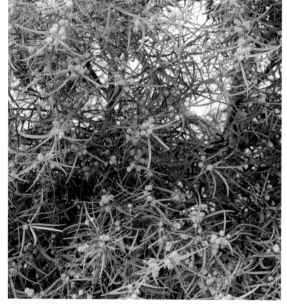

花期中的相思樹，極為漂亮顯眼

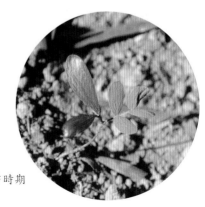

相思樹之羽狀複葉，只出現在幼苗時期

【藥用】

嫩枝葉（俗稱相思仔心）有行血散瘀之效，治跌打新傷、打傷嘔血等。樹皮治跌打損傷。葉治糖尿病。

【方例】

* 治毒蛇咬傷、跌打損傷：五心湯（相思仔心、苦苓心、瓊仔心、茄苳心、刺桐心鮮品各40公分），搗汁，兌以等量之酒，內服；渣和豆腐相混外敷患處。《臺灣植物藥材誌（三）》

* 治新傷：相思仔心鮮品40公分，搗汁沖米酒服。《臺灣植物藥材誌（三）》

* 治打傷不省人事：相思仔心鮮品20公分，搗汁灌服。《臺灣植物藥材誌（三）》

* 治糖尿病：相思樹葉和番石榴葉各12片，水二碗半，煎成半碗服。《臺灣藥用植物手冊》

【實用】

木材可供製成枕木、坑木、農具、薪炭等。也被栽植為行道樹，是優良的造林樹種。

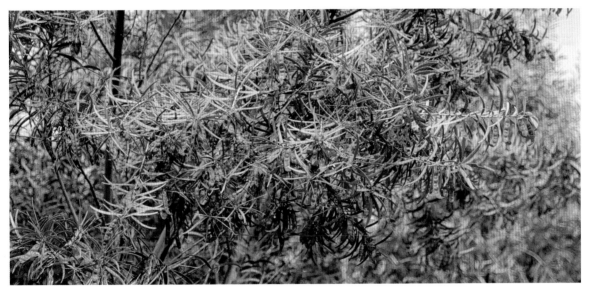

相思樹結果了

編語

* 《臺灣通史》記載：「相思樹葉如楊，木堅花黃，……，臺灣最多，近山皆種之，用以燒炭」，由於，相思樹的木材質細密，是上等的薪炭材，因此，早期政府將其發給全國公務人員，作為家庭炊食之用。

落花生 豆科 Leguminosae

學名：*Arachis hypogaea* L.
別名：土豆、花生、地果、長生果、落地生、番豆、南京豆
分布：全島各地均有栽培，尤以中、南部海岸砂地栽培最多
花期：5～9月

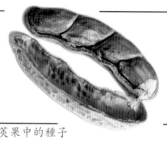

花生莢果中的種子

【形態】

一年生草本，莖高30～70公分，被褐色絨毛，匍匐或直立。偶數羽狀複葉互生，總長約8～12公分，小葉片長橢圓形、倒卵形或卵形，無柄，長2～6公分，寬1～3公分，對生，有2對，葉緣為全緣。托葉大型，長2～5公分，披針形，形成鞘狀。花單生或少數簇生，腋出。花萼細長筒形。蝶形花冠呈金黃色，旗瓣寬大，近圓形，翼瓣與龍骨瓣分離。雄蕊9枚，合生，1枚退化，花藥5枚矩圓形，4枚近圓形。子房上位，花柱細長，柱頭疏生細毛。莢果長橢圓形，在地下成熟，果皮黃白色，長2～5公分，具突起網紋，內含種子1～4顆。種子橢圓形，種皮赤褐色。

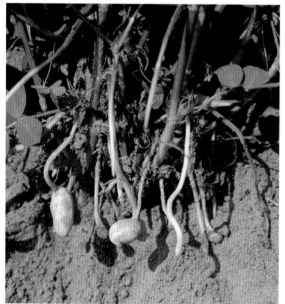

翻開花生的覆土，可見其地底下的初生果與長長的子房柄

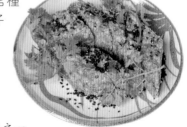

花生酥是極受歡迎的花生製品之一

【藥用】

種子有潤肺、和胃之效，治燥咳、反胃、腳氣、水腫、乳婦奶少等。種子榨出之脂肪油（稱花生油）能滑腸下積，治小兒蛔蟲腸阻塞症、麻痺性腸阻塞等。莖葉治跌打損傷、瘡毒、外傷。

【方例】

❀治腳氣：生花生肉（帶衣用）、赤小豆、紅棗各3兩，煮湯，1日數回飲用。《現代實用中藥》

❀治乳汁少：花生米3兩、豬腳1條（用前腿），共燉服。《陸川本草》

❀治失眠：落花生葉1兩，水煎，分2次於下午、晚睡前服，連續5～7天。《中國民間百草良方》

❀治胃、十二指腸潰瘍，胃納不佳，大便秘結者：取生花生米1兩6錢加水先泡30分鐘，搗爛，再加鮮牛奶250毫升煮幾分鐘，加入煉蜂蜜30毫升，調勻，晚上臨睡時服用，每日1次，可長期服用。《中國民間百草良方》

【實用】

種子可食，亦供榨成食用油，還可製成花生醬、花生酪、花生酥、花生糖、花生奶油、冰淇淋、糕餅、罐頭等多種食品。全草可為飼料及綠肥。種子榨油後，所剩餘的渣（稱油粕）還可當飼料、肥料使用，或製食品。

開花的花生

編　語

❋本植物最令人稱奇之處就在其「地上開花，地下結果」的特性，這也是「落花生」名稱的由來。為何它會有如此奇特的生長習性呢？原來其胚珠受精後，子房需在黑暗的環境下才能膨大結實，所以，當它子房中的胚珠受精後，子房柄會向下伸長，伸長期間子房受光線影響，呈休眠狀態暫停發育，到了地表面，如遇膨鬆的土質即穿入土中深約2～7公分處，子房繼續發育成莢果。因此，砂土也就成了栽培花生的最佳土質。

❋另一有趣的是，若落花生的栽培地從未種過豆科植物，在它播種繁殖前，就必須先取已種過落花生的土壤來攪拌其種子，此即接種「根瘤菌」之步驟，因為豆科植物的根部都要有根瘤菌共生，才能固定大氣中游離的氮素，落花生當然也不例外。

臺灣鄉野藥用植物

白鳳豆 豆科 Leguminosae

學名：*Canavalia ensiformis* (L.) DC.
別名：洋刀豆、刀板仁豆、關刀豆、菜刀豆、立刀豆、矮性刀豆
分布：全島各地零星栽培或野生
花期：6～8月

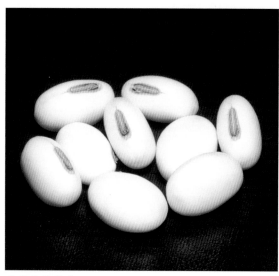

白鳳豆的種子

【形態】

　　一年生直立性草本，株高60～100公分。三出複葉互生，小葉片卵狀或橢圓形，長5～10公分，寬4～9公分，葉基楔形，先端銳尖，葉緣為全緣。總狀花序腋生，下垂。蝶形花冠紫紅色，長2.5～3公分，旗瓣略圓形，微凹頭，翼瓣較短，約與龍骨瓣等長，龍骨瓣彎曲。花萼2唇裂。雄蕊10枚，形成二體。子房具短柄。莢果廣線形，長20～30公分，寬2～3公分，邊緣有隆脊，熟時為褐色，內含種子5～12粒。種子橢圓形，白色，種臍長度約為種子長度的一半，扁平而光滑。

【藥用】

種子有溫中下氣、益腎補元、袪痰通便之效，治虛寒呃逆、嘔吐、腹脹、腎虛腰痛、痰喘、喉痺等。〔與同屬植物刀豆（參見本書第78頁）的種子同等入藥〕

【實用】

種子有毒，直接食用易引發嘔吐、腹瀉等。因此，必須先煮熟後，用水浸泡2～3小時，再剝去豆皮才可食用。

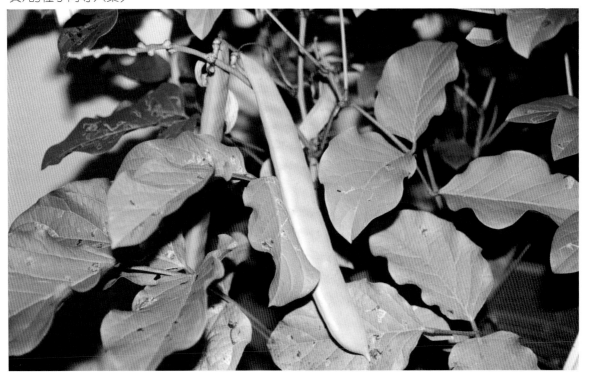

白鳳豆結果了

編語

❀ 本植物種子含有洋刀豆血球凝集素(Concanavalin A)是植物血球凝集素(PHA)的一種，具抗腫瘤作用，在動物實驗中，發現其對經病毒或化學致癌劑處理後而得的變形細胞之毒性，大於對正常細胞的毒性，可凝集由各種致癌劑所引起的變形細胞。若將該成分經胰蛋白酶處理後，還能使腫瘤細胞重新恢復到正常細胞的生長狀態。

刀豆 豆科 Leguminosae

學名：*Canavalia gladiata* (Jacq.) DC.
別名：關刀豆、菜刀豆、挾劍豆、刀鞘豆、馬刀豆、
　　　大刀豆、蔓性刀豆
分布：全島各地零星栽培或野生
花期：6～8月

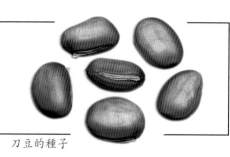

刀豆的種子

【形態】

　　一年生纏繞性草質藤本，近光滑。三出複葉互生，小葉片卵狀長橢圓形至闊卵形，長8～20公分，寬5～16公分，葉基楔形，葉尖銳尖，葉緣為全緣。總狀花序腋生，下垂。蝶形花冠紫紅色，長3～4公分，旗瓣略圓形，微凹頭，翼瓣較短，約與龍骨瓣等長，龍骨瓣彎曲。花萼2唇裂。雄蕊10枚，形成二體。子房具短柄。莢果大而扁，長30～40公分，寬4～5公分，邊緣有隆脊，先端彎曲成鉤狀，內含種子10～14粒。種子腎形，粉紅色，種臍長度約與種子長度等長，扁平而光滑。

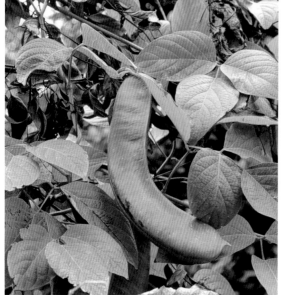

結果的刀豆

由圖中附尺的刻度，可知刀
豆的莢果長約30～40公分

【藥用】

種子有溫中下氣、益腎補元之效，治虛寒呃逆、嘔吐、腹脹、腎虛腰痛、痰喘等。根治頭風、風濕腰脊痛、疝氣、久痢、經閉、跌打損傷等。果殼有和中下氣、散瘀活血之效，治反胃、呃逆、久痢、經閉、喉痺、喉癬等。

【方例】

✿ 治腎虛腰痛：刀豆子2粒，包於豬腰子內，外裹葉，燒熟食。《重慶草藥》

✿ 治頸淋巴結結核初起：鮮刀豆殼1兩、鴨蛋1個，酒水煎服。《福建中草藥》

✿ 治頭風：刀豆根5錢，酒煎服。《醫方集聽》

✿ 治風濕性腰痛：刀豆根1兩，酒水各半煎服。《江西草藥》

【實用】

嫩莢可供作蔬食。成熟種子焙炒製成豆粉，可當糕餅豆餡，或充咖啡、茶沖泡飲用。莖葉可作綠肥、飼料。

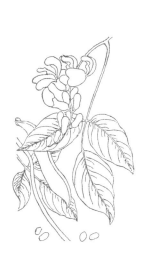

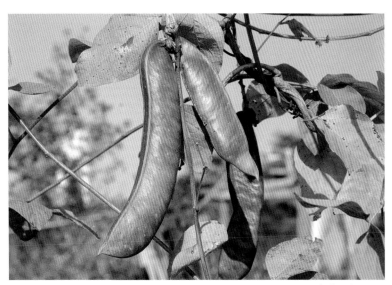

刀豆與藍天相輝映

編　語

✿ 本植物與同屬的白鳳豆（參見本書第76頁）形態上極為相似，兩者的區別點在：刀豆為纏繞性草本，種臍長度約與種子長度等長，種子多為粉紅色；白鳳豆為直立性草本，種臍長度約為種子長度的一半，種子白色。

臺灣鄉野藥用植物

望江南 豆科 Leguminosae

學名：*Cassia occidentalis* L.
別名：羊角豆、假決明、石決明、槐豆、金豆子、野扁豆、江南豆
分布：臺灣各地零星栽培，野外偶見自生
花期：8～9月

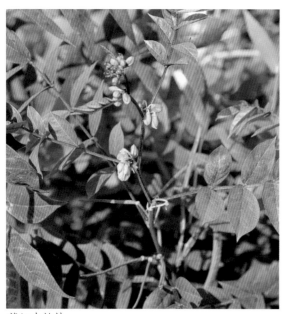
望江南植株

【形態】

　　一年生灌木狀草本，全株近無毛，高100～180公分。葉為偶數羽狀複葉，互生，柄基部具有1個深咖啡色的腺體，小葉3～6對，卵形，全緣。繖房狀總狀花序腋生或頂生，花梗被疏毛。苞片卵形，早落。萼5裂，花瓣5枚，黃色，倒卵形或橢圓形，先端圓形或微凹，基部具短爪。雄蕊10枚，3枚退化。子房線形而扁，被白色長毛，花柱絲狀，內彎，柱頭截形。莢果扁平，線形，長約10公分，淡棕色。種子扁圓形，一端稍尖，灰褐色，光澤，近中央微凹。

【藥用】

　　莖葉有解毒、清肝、肅肺、和胃、消腫之效，治咳嗽、哮喘、腹痛、血淋、便秘、頭痛、目赤、疔瘡腫毒、毒蟲螫傷等。種子有清肝明目、健胃、通便、解毒、利尿之效，治目赤腫痛、頭暈、頭脹、消化不良、胃痛、痢疾、便秘等。

【方例】

❀治高血壓頭痛、便秘：望江南子5錢至1兩，微炒稍研碎，水煎當茶飲。《中國民間生草藥原色圖譜》

❀治腫毒：金豆子葉曬研，醋和敷，留頭即消，或酒下2～3錢。《綱目拾遺》

❀治血淋：羊角豆全草1兩，水煎服。《福建民間草藥》

【實用】

　　種子為民間青草茶原料之一，多單獨使用，炒香煎煮調製，充作「決明茶」。

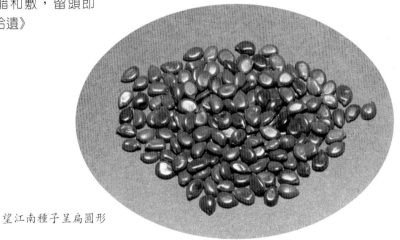

望江南種子呈扁圓形

編　語

❀現代成分研究發現，決明屬(*Cassia*)植物多數含有蒽醌類(Anthraquinone)成分，該類成分能致瀉，因此，「緩瀉」可說是該屬植物的共同藥理作用之一。但決明屬也有學者主張屬名應訂為*Senna*，阿拉伯語爲瀉下之意，《臺灣植物誌(第2版)》即採用*Senna*爲決明屬之屬名。

臺灣鄉野藥用植物

酢漿草 酢漿草科 Oxalidaceae

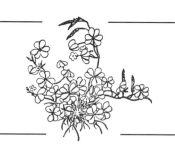

學名：*Oxalis corniculata* L.

別名：黃花酢漿草、鹽酸仔草、酸漿草、山鹽酸、酸味草、
　　　黃花草、六葉蓮、蝴蠅翅

分布：臺灣全島低至中海拔荒地常見

花期：全年

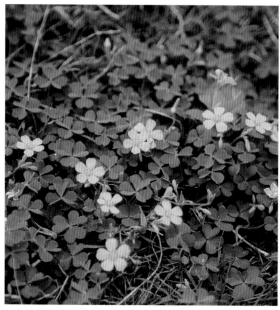

一般所稱「酢漿草」是指黃花酢漿草

【形態】

　　多年生草本，莖匍匐或斜生，節間細長，節處生根。葉互生，掌狀複葉，柄長3～7公分。小葉3枚，倒心臟形，長寬通常均不長於2公分，全緣。托葉小，與葉柄連生。花1至數朵，黃色，繖形花序排列，腋生，花序柄與葉柄約等長。苞片線形。萼片5枚，長0.2～0.3公分。花瓣5枚，長0.4～1公分，倒卵形。雄蕊10枚，花柱5裂。蒴果圓柱狀，長1～2公分，具5稜。種子多數，闊卵形，具7～9條皺紋，褐色。

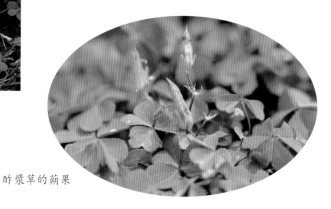

酢漿草的蒴果

【藥用】

　　全草有清熱利濕、涼血活血、消腫解毒、生津止渴之效，治痢疾、脫肛、黃疸、淋病、赤白帶下、麻疹、發熱咳嗽、吐血、衄血、咽喉腫痛、痔瘡、疥癬、癰瘡腫毒、跌打損傷、蛇蠍傷、火燙傷等。

【方例】

❀ 治水瀉：酸漿草3錢沖，加紅糖蒸服。《雲南中醫驗方》

❀ 治麻疹：酸味草每用2～3錢，水煎服。《嶺南採藥錄》

❀ 治濕熱黃疸：酢漿草1兩至1兩5錢，水煎2次，分服。《江西民間草藥》

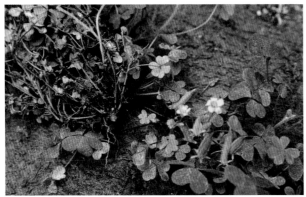

酢漿草有又細又長的匍匐莖，將它自泥土中用力拔起時，其脆弱的鬚根往往被破壞，但仍可見少數幸存的鬚根

❀ 治喉痛：(1)一枝香、鹽酸草、鼠尾癀、忍冬陳，水煎服。(2)水丁香葉及酢漿草搗汁或洗淨加點鹽揉服。(彰化縣藥用植物資源之調查研究)(3)鹽酸仔草150公分，水煎服。(4)鹽酸仔草、白尾蝶花根莖、葉下紅、百正草各20公分，絞汁服。《臺灣植物藥材誌(三)》

❀ 治扁桃腺發炎：鮮品酢漿草60克，食鹽少量，搗爛含口中或煎湯漱口。(花蓮縣藥用植物資源之調查研究)

❀ 治打傷：鹽酸仔草、鵝不食草，用酒炒搓患處。《臺灣植物藥材誌(三)》

❀ 治甲邊疔(瘭疽)：鹽酸仔草、冷飯藤、三腳別、葉下紅共搗敷。或與三腳別、烏子仔菜、五爪龍共搗，外敷患處。《臺灣植物藥材誌(三)》

【實用】

　　取其鮮葉嚼食，能止渴。嫩苗莖葉可食。

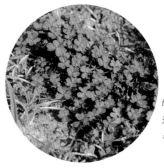

酢漿草在某些環境下，植株會帶紫紅色

編　語

❀ 在臺灣民間，本品為治喉痛之常用藥，其入藥多以鮮品為主，隨採隨用。

紫花酢漿草 酢漿草科 Oxalidaceae

學名：*Oxalis corymbosa* DC.
別名：大號鹽酸仔草、大酸味草、銅錘草、隔夜合、一粒雪、紅花酢漿草
分布：臺灣全島低至中海拔荒地常見
花期：3～10月

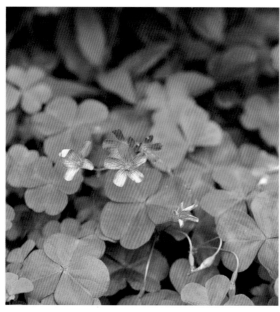
紫花酢漿草植株

【形態】

多年生草本，高可達35公分，無地上莖，地下部分有球狀鱗莖，白色。鱗片膜質，褐色，背面有3條縱稜，被毛。掌狀複葉，根生，具長柄。葉片及葉柄疏被柔毛，小葉片倒心形，葉基闊楔形，葉尖倒心形，全緣。花5～10朵排列成繖形花序，著生花軸頂端，花軸長10～25公分。花梗長1～3公分，花芽時下垂。萼片5枚，先端有褐色腺體1對。花瓣5枚，紫紅色。雄蕊10枚，長短不等。花柱5裂，子房5室。蒴果短線形，長約2公分。種子細小，橢圓形，棕褐色。

【藥用】

　　全草有清熱解毒、散瘀消腫、行氣活血之效，治淋濁、白帶、水瀉、赤白痢、咽喉腫痛、癰瘡腫毒、金瘡跌損、月經不調、腎盂腎炎、火燙傷、蛇傷等。

【方例】

🌸 治咽喉腫痛、牙痛：鮮紅花酢漿草2～3兩，水煎，慢慢咽服。《福建中草藥》

🌸 治腎盂腎炎：鮮紅花酢漿草1兩，搗爛調雞蛋炒熟服。《福建中草藥》

🌸 治痔瘡脫肛：銅錘草，燉豬大腸服。《四川中藥誌》

【實用】

取其鮮葉嚼食，能止渴。葉及葉柄可食。

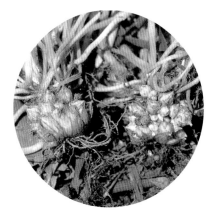

紫花酢漿草的球狀鱗莖

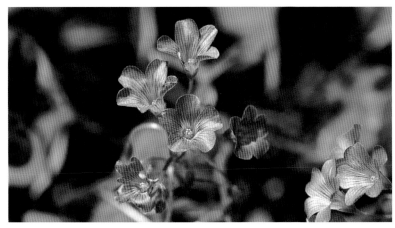

紫花酢漿草的花

編　語

🌸 欲在開花前，區分出本植物與前述之酢漿草（開黃花，參見本書第82頁），其辨識重點在於：

（1）紫花酢漿草具有鱗莖；酢漿草則無。

（2）紫花酢漿草無地上莖，且葉為根生；酢漿草則地上莖匍匐生長，葉於莖上互生。

臺灣鄉野藥用植物

紫錦木 大戟科 Euphorbiaceae

學名：*Euphorbia cotinifolia* L.
別名：非洲紅、黑美人、非洲黑美人
分布：臺灣各地人家零星栽培
花期：全年

【形態】

灌木至小喬木，高可達3公尺，全株具白色乳汁，幹皮灰白色，多分枝，嫩枝與葉片均呈暗紫紅色。單葉對生或3葉輪生，柄長約4.5公分，葉片闊卵形，長4～8公分，寬3～5公分，基部鈍圓形，先端鈍形或偶凹入，全緣。杯狀花序細小，淡黃色，呈皿形，具盤狀蜜腺，直徑約0.5公分，花梗長0.5～0.7公分，1～3個排列成聚繖狀。子房球形，花柱、柱頭均2裂，紅色。蒴果3稜狀，光滑無毛，球形。

【藥用】

全株有利濕、解毒、止痛之效，治跌打損傷、風濕疼痛、吐血、便毒、痢疾等。

【實用】

重要的觀賞植物之一。

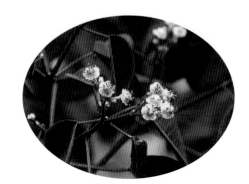

紫錦木的杯狀花序

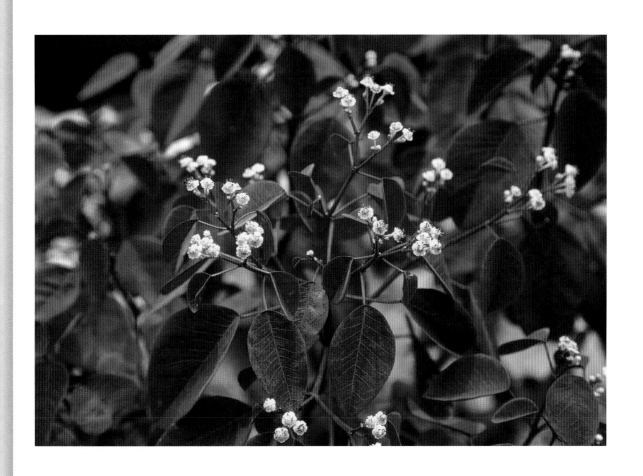

編　語

✽本植物全株有毒，使用不當易致胃炎、嘔吐等，入藥宜謹慎。誤觸乳汁可能引起嚴重皮膚炎，
　沾到眼睛會刺痛。

87

臺灣鄉野藥用植物

蘭嶼土沉香 大戟科 Euphorbiaceae

學名：*Excoecaria kawakamii* Hayata

別名：川上土沉香、漆樹

分布：臺產於蘭嶼、綠島叢林內之特有種，近年臺灣本島有引進栽培

花期：3～5月

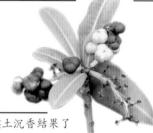

蘭嶼土沉香結果了

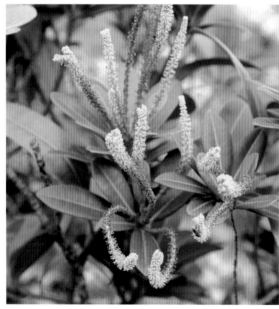

蘭嶼土沉香花序近攝

【形態】

常綠小喬木或灌木，全株光滑，具白色乳汁。單葉互生或叢生枝梢，具短柄，葉片革質，倒卵狀披針形或長橢圓形，長10～18公分，寬2～4公分，基部楔形，先端鈍形，全緣，略向裡反捲，側脈10～12對，邊緣互相連接。穗狀花序簇生枝端。雄花生於花軸上部，基部有苞片，花被3枚，三角狀闊卵形，雄蕊3枚。雌花生於花軸下部，子房卵圓形，3室。果實為蒴果。

【藥用】

全株有行氣、破血、消積之效，治食積、黃疸、吐血等。雅美族人取其汁液塗抹於發炎傷口處，以消炎退腫。（蘭嶼藥用植物資源之調查研究）。

臺灣鄉野藥用植物

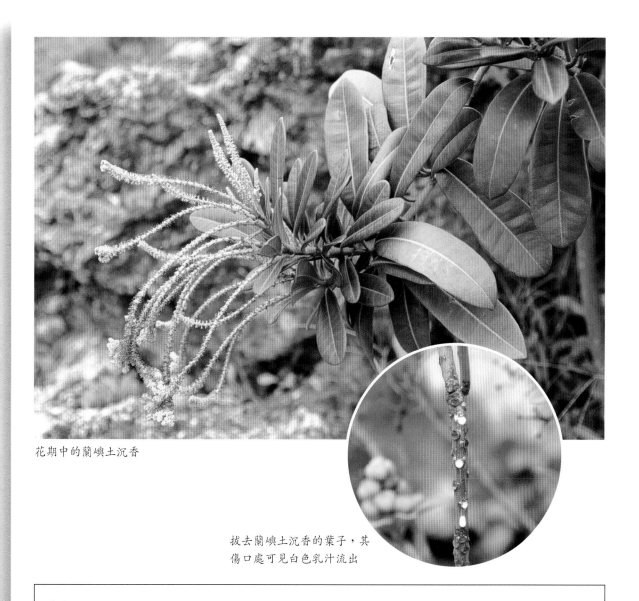

花期中的蘭嶼土沉香

拔去蘭嶼土沉香的葉子，其
傷口處可見白色乳汁流出

編 語

❋本植物通常被視為有毒植物，使用宜小心謹慎。

臺灣鄉野藥用植物

蓖麻 大戟科 Euphorbiaceae

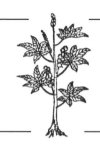

學名：*Ricinus communis* L.
別名：紅蓖麻、肚蓖仔、杜卑、牛蓖子草、勒菜、杜麻、草麻
分布：臺灣各地平野隨處可見
花期：5～10月

【形態】

大型灌木狀草本，光滑，幼嫩部份灰白色，全株綠色或稍帶紫紅色。單葉互生，叢集枝梢，柄長10～40公分。葉片圓形盾狀，直徑20～60公分，掌狀裂，具7～9裂片，裂片卵形，鋸齒緣。單性花，雌雄同株，總狀花序，雄花著生花軸下部，雌花著生於上部。雄花的花被5枚，膜質，雄蕊多數。雌花的花被亦5枚，較小，子房3室，有肉質軟刺毛，花柱3枚，紅色，柱頭2歧。蒴果球形，被肉刺。種子橢圓形，光滑，具暗褐色斑紋。

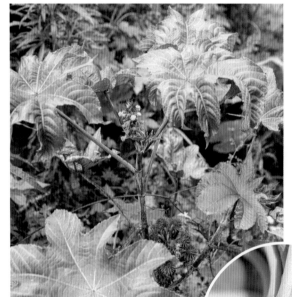

莖與葉柄紅色的蓖麻

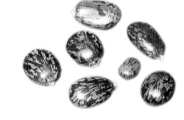

蓖麻的種子形如牛蜱

蓖麻的葉與葉柄接合處有1對腺點

【藥用】

種子為消腫、瀉下藥，可治便秘、喉痛、水腫腹滿、疥癩癬瘡、瘰癧、癰疽腫毒等。根有祛風散瘀、鎮靜解痙之效，治破傷風、跌打損傷、風濕疼痛、癲癇、瘰癧等。葉治腳氣、陰囊腫痛、咳嗽痰喘、鵝掌風、瘡癤等。西醫臨床上，則取種子油（稱蓖麻油，Castor oil）作瀉劑，也可用來排空大腸，以作X光檢查胃腸道之準備。

【方例】

🌸 治慢性盲腸炎：紅肚卑頭40公分、咸豐草頭60公分、無頭土香20公分，半酒水煎服。《臺灣植物藥材誌（二）》

🌸 治敗腎：蓖麻根110公分，水煎服。《臺灣植物藥材誌（二）》

🌸 治風濕病：紅杜卑根150公分，去皮，半酒水燉鱔魚服。《臺灣植物藥材誌（二）》

🌸 治跌打：鮮杜莘葉搗汁，兌米酒少許服，或煮水，加白糖與酒少許服。《臺灣植物藥材誌（二）》

🌸 治胞衣不下：蓖麻子2兩、雄黃2錢，研膏塗足下湧泉穴，衣下急速洗去。《傅青主男女科》

【實用】

種子油可當潤滑油。葉可作飼料。

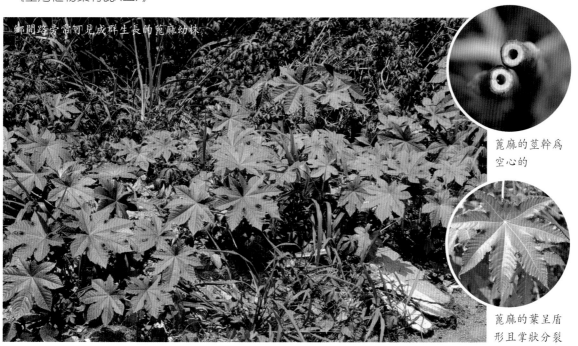

鄉間路旁常可見成群生長的蓖麻幼株

蓖麻的莖幹為空心的

蓖麻的葉呈盾形且掌狀分裂

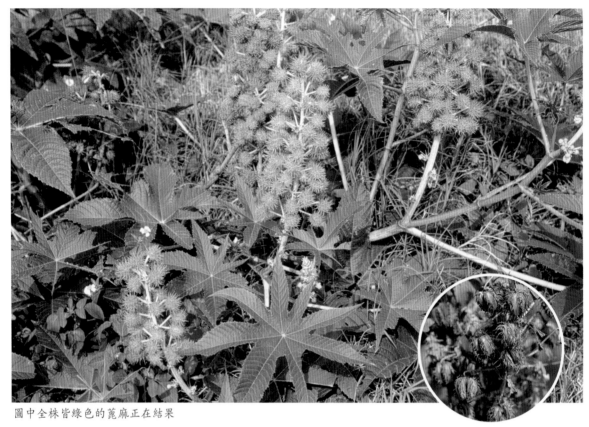

圖中全株皆綠色的蓖麻正在結果

成熟的蓖麻果實逐漸開裂

編 語

❋ 當年日軍為了利用蓖麻種子製造大量的工業油，以供飛機引擎或發動機潤滑之用，曾下令全臺
每戶人家都要種植一定數量的蓖麻，而學校也以種蓖麻當做學生的家庭作業，在這種強力的推
廣下，日據時代的臺灣隨處可見蓖麻，甚至有大量的蓖麻田，而當時自家要榨取蓖麻油，亦非
難事。

❋ 作者田野調查期間，幸逢廖受彬藥師(民國17年出生)親自口述其人生經驗：廖藥師小時候家住
雲林縣，當時為日據時代，民間物資缺乏，有次欲炸雷薯，無食用油可用，竟拿蓖麻油充當使

用，結果凡吃到蓖麻油所炸得番薯的人，個個都腹脹肚痛，經緊急送醫，採肥皂水直腸灌腸而癒。

❀ 日據時代的雲林地區，民間也習慣將氫氧化鈉溶液加入蓖麻油中，攪拌均勻後靜置，隔日會結塊，可作肥皂使用。（廖受彬 藥師）

❀ 將蓖麻油皂化水解所形成之蓖麻油酸(Ricinoleic acid)，經加熱分解後，可得具有抗黴菌作用的藥物十一烯酸(Undecylenic acid)，是治香港腳軟膏常用成分之一。

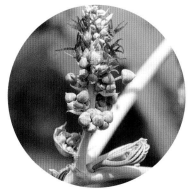

蓖麻的花序中，雄花著生於花軸下部(圖中尚在花蕾期)，雌花則著生於上部(圖中紅色構造為其花柱)

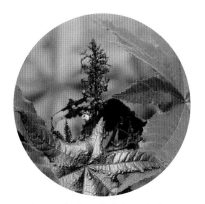

全株皆紅色的紅蓖麻極具觀賞價值

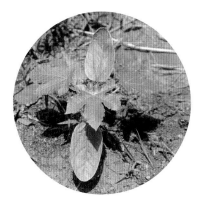

蓖麻的幼苗

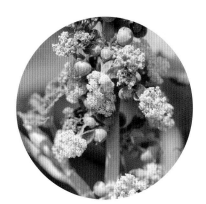

蓖麻的雄花序

93

過山香 芸香科 Rutaceae

學名：*Clausena excavata* Burm. f.
別名：番仔香草、假黃皮、山黃皮、小葉臭黃皮、臭麻木、龜裡椹、雞母黃
分布：臺灣中、南部山野叢林內自生，以恆春半島多見
花期：3～5月

【形態】

落葉灌木至小喬木，高可達6公尺，全株具濃郁特殊氣味，幼嫩部分常被毛。葉片向著陽光觀看，可見其組織中佈滿了眾多透明的點狀油腺，葉為奇數羽狀複葉，互生，長約25公分，寬約8公分，小葉15～31枚，呈左右不對稱的歪形。聚繖圓錐花序頂生，花小。花萼4～5裂，裂片三角形。花瓣4枚，黃白色，近卵形。子房上位，3～4室，每室有2列胚珠。核果卵形至橢圓形，長約1.5～1.8公分，熟時橘紅色。

【藥用】

根及粗莖有祛風除濕、散瘀止痛之效，治腹痛、蛇傷、風濕關節痛、麻疹不透、跌打損傷等。枝葉或樹皮有疏風清熱、利濕解毒、截瘧之效，治感冒發熱、咳嗽、氣喘、腹瀉、風濕疼痛、水腫、尿路感染、疥癬、濕疹、瘡癰、蛇傷等。

【方例】

❀ 治上感、流感、瘧疾、腹痛：臭黃皮葉5錢至1兩，煎服。或用乾粉1～2錢，開水送服。《雲南中草藥選》

❀ 治關節炎：山芙蓉及牛乳埔各75公分、穿山龍110公分、過山香40公分，燉豬腳服。《臺灣植物藥材誌(一)》

❀ 固肺經、開中氣：過山香、萬點金、一枝香、甜珠仔草及大返魂各20公分，水煎服。《臺灣植物藥材誌(一)》

【實用】

果實熟紅時，可食，果肉甘美。葉則可蒸餾香料及殺蟲。心材是早期農村取製農具的主要材料之一。可當景觀樹栽植。

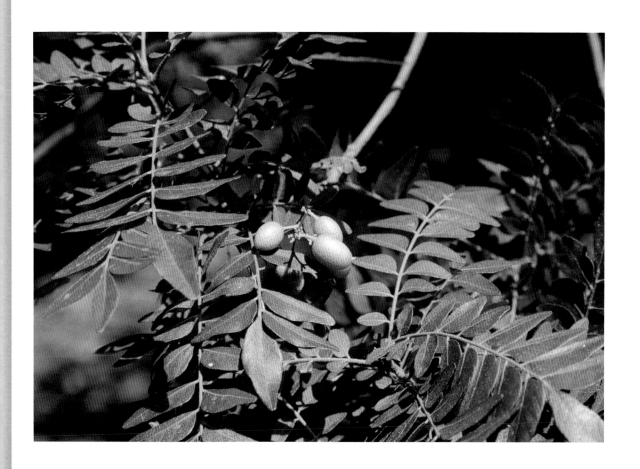

編　語

✽本植物因其枝葉帶有濃郁香氣，採集後越過了山嶺，手中仍可嗅得其香氣，故名「過山香」。
　而別名「龜裡椹」，可能是屬名*Clausena*的譯音。

猿尾藤 黃褥花科 Malpighiaceae

學名：*Hiptage benghalensis* (L.) Kurz
別名：風車藤、風車花、風箏果、紅龍、狗角藤、黃牛葉
分布：臺灣海拔約1500公尺以下之叢林內
花期：3～4月

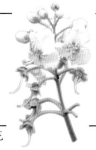

猿尾藤的花

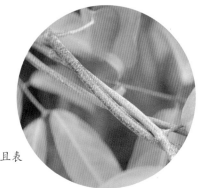

猿尾藤植株

【形態】

　　常綠木質藤本，長達30公尺，莖圓柱形，具多數黃白色小皮孔，嫩枝被毛。單葉對生，柄長約0.9公分，葉片長橢圓形或卵狀披針形，長8～15公分，寬4～6公分，基部楔形或鈍形，先端漸尖至銳尖，全緣。總狀花序頂生或腋出，長10～35公分。萼5深裂，基部有腺體。花瓣5片，黃白色，有爪，瓣緣細裂。雄蕊10枚，下彎，基部合生，其中1枚特長。子房3室。果實為翅果，成熟時微紅色，具3枚大小不一的翅，中間翅較大。

猿尾藤的藤莖呈圓柱形，且表面具多數黃白色小皮孔

【藥用】

藤莖有溫腎益氣、澀精止遺之效，治腎虛陽萎、遺精、尿頻、自汗、小兒盜汗、風寒濕痺等。葉汁外敷疥瘡。葉治哮喘、皮膚病。樹皮為優良苦補劑。

【實用】

葉汁為有效之殺蟲劑。

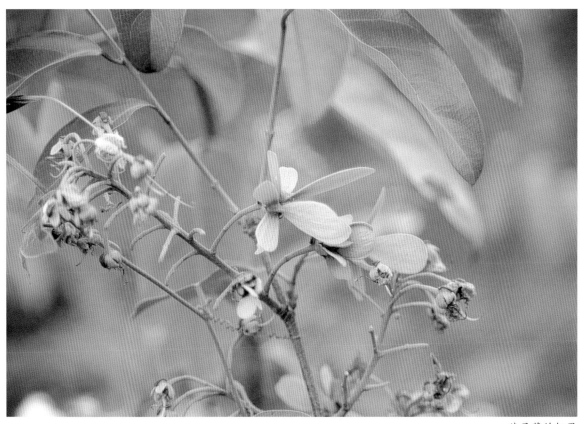

猿尾藤的翅果

編語

❋ 本植物的花瓣排列看似童玩「風車」，故臺灣鄉間多稱其為風車藤、風車花。

倒地鈴 無患子科 Sapindaceae

學名：*Cardiospermum halicacabum* L.
別名：扒藤炮仔草、白花炮仔草、粽仔草、劈朴草、
　　　假苦瓜、三角卜、風船葛、金絲苦楝
分布：臺灣全島平地至低海拔向陽處
花期：7～8月

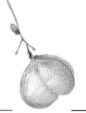

倒地鈴的蒴果

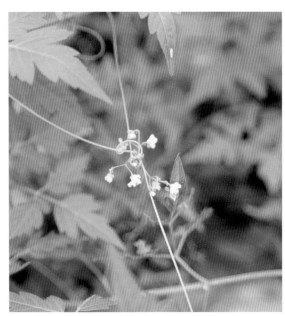

倒地鈴開白花

【形 態】

　　纏繞性草本，莖質柔軟，稍具柔毛。葉通常為二回三出複葉，互生，葉片卵狀披針形，長約5～9公分，邊緣具粗大鋸齒。花序腋生，梗長5～7公分，近頂端部分枝處有2～3枝卷鬚。花數朵排列成近繖形的聚繖花序，花分為兩性花與雄花。兩性花之萼片4枚，外2片稍小，花瓣4枚，白色，大小不等，其中兩片特大，常與萼片黏合。雄蕊8枚，子房上位，3室。雄花與兩性花相似，而雌蕊退化。蒴果膜質，膨脹成倒卵形，有三稜，先端截頭狀。種子球形，黑色。

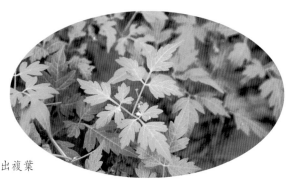

倒地鈴的葉爲二回三出複葉

【藥用】

全草有清熱、利尿、健胃、涼血、活血、解毒之效，治糖尿病、疔瘡、水泡瘡、疥癩、便秘、小便不利、肺炎、肝炎、黃疸、淋病、結石症、風濕症、疝氣腰痛、陰囊腫痛、跌打損傷、蛇咬傷等。

【方例】

* 治不明發熱，且體溫時退時升：扒藤炮仔草3～5錢，水煎服。（彰化縣鹿港鎮・黃文興）
* 治百日咳：倒地鈴乾草3～5錢，水煎調冰糖服。《閩南民間草藥》
* 治大小便不通：乾倒地鈴5錢，煎湯沖黃酒服。《泉州本草》

* 治諸淋：乾倒地鈴3錢、金錢薄荷2錢，煎湯服。《泉州本草》
* 治糖尿病：粽仔草鮮草2兩，煎服。《泉州本草》
* 治疔毒：倒地鈴鮮草合冷飯粒及食鹽少許搗敷患處。《泉州本草》

【實用】

成熟種子呈黑色，但卻帶有一顆小白心圖樣，是非常浪漫的情人禮物喔！

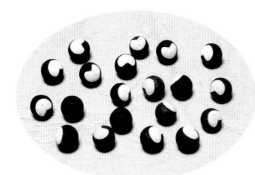

倒地鈴的種子具有1顆小小的心形圖案，是情人最佳贈物

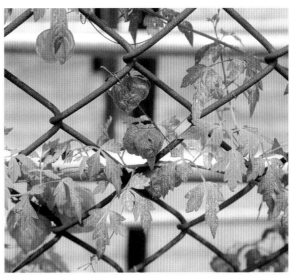

倒地鈴攀爬於鐵絲網，且果實已枯熟了

編語

* 倒地鈴的蒴果中富含空氣，如小汽球般，摘取鮮綠的果實置於掌心，用力拍擊易爆裂發出「劈朴」聲，故又名「劈朴草」。

荔枝 無患子科 Sapindaceae

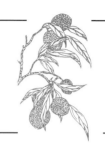

學名：*Litchi chinensis* Sonnerat
別名：離枝、麗枝、荔支、丹荔、火山荔、勒荔
分布：臺灣全境平地至山地廣為栽培，中南部尤多
花期：4～5月

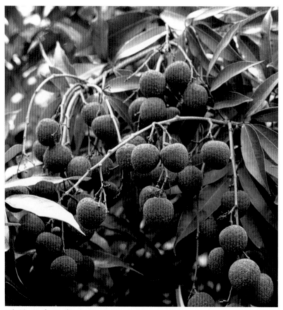

荔枝果實紅熟令人垂涎

【形態】

常綠喬木，高10～15公尺，幼枝被褐色毛，幼葉呈淺紅色，枝葉繁茂。羽狀複葉互生，小葉2～4對，互生或近對生，革質。小葉披針形或長橢圓形，長7～15公分，寬3～6公分，具短柄，基部鈍或楔形，先端漸尖形，全緣，兩面無毛，表面帶光澤，背面稍灰綠色。圓錐花序頂生，花多數而小，淡黃色，雜性，無花瓣，花盤肉質環狀，花萼杯狀，雄蕊7～8枚。子房上位，具短柄，倒心狀，花柱線狀，頂端2短裂。核果球形，直徑2～3公分，外果皮具瘤狀突起，熟時深紅色。假種皮肉質肥厚，白色半透明。種子矩圓形，黑褐色光滑。

荔枝的種子

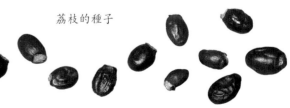

【藥用】

種子(稱荔枝核)有溫中、理氣、止痛、散結之效，治胃脘痛、疝氣痛、睪丸腫痛、痛經、婦女血氣刺痛等。果皮(稱荔枝殼)有清心降火、解荔枝熱、除濕收斂之效，治產婦口渴、感冒頭痛、腹痛、腸風、痢疾、脫肛、濕疹、痘瘡透發不快、血崩、呃逆等。根能理氣止痛、解毒消腫，治咽喉腫痛、胃痛、疝氣等。葉治耳後潰瘍、腳爛。花有止痛、調經、理帶之效，治咽喉腫痛、月經不調、赤白帶下。果肉(即假種皮，鮮用或烘乾備用)有生津止渴、養血健脾、行氣消腫、滋養強壯、補血止血之效，治身體虛弱、病後體虛、津傷口渴、脾虛泄瀉、呃逆、食少、牙痛、瘰癧、疔腫等。

【方例】

✿治產婦月內因食補過於燥熱，所致心煩、口渴、身熱，且體質偏虛者：荔枝殼20枚，煮水當茶飲。(彰化縣鹿港鎮‧黃王玉雪)

✿治老人五更瀉：荔枝乾，每次5粒，舂米一把，合煮粥食，連服三次，酌加山藥或蓮子同煮更佳。《泉州本草》

✿治胃氣不和而呃逆者：荔枝殼20公分、柑皮20公分、藿香15公分、蘇梗15公分，水煎服。《臺灣植物藥材誌(三)》

✿治疝氣、小腸下墜：荔枝子40公分，燉豬小腸服。《臺灣植物藥材誌(一)》

✿治下消：荔枝根、白肉豆根、白石榴根、白龍船根、使君子根及金櫻根各15公分，燉豬腸服。《臺灣植物藥材誌(一)》

✿治心腹胃脘久痛，屢觸屢發者：荔枝核1錢、木香8分，為末。每服1錢，清湯調服。《景岳全書》

✿治血氣刺痛：荔枝核(燒存性)半兩、香附子1兩，上為末。每服2錢，鹽酒送下。《婦人良方》

【實用】

假種皮供食用。木材可供建材用。

編　語

✿在《寰宇記》中有這麼一段記載：「涪州城外五十里，唐時有妃子園，中有荔枝百餘株，顆肥，為楊妃所喜，當時以馬馳載，七日夜至京，人馬多斃」，是說唐玄宗最寵愛的妃子楊貴妃嗜食荔枝，但因其僅產於南方，故均由產地四川涪州送進京城長安，七天七夜快馬加鞭運送的結果，不知折損多少的人力及馬匹。

烏蘞苺 葡萄科 Vitaceae

學名：*Cayratia japonica* (Thunb.) Gagnep.

別名：五爪龍、五葉苺、五葉藤、五龍草、地五加、
　　　母豬藤、虎葛、赤葛、赤瀲藤

分布：臺灣平野至中海拔森林內

花期：4～8月

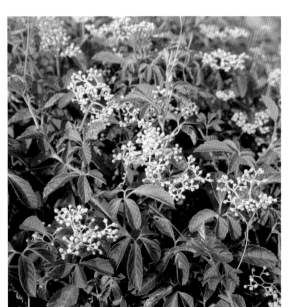

烏蘞苺開花了

【形態】

　　多年生藤本，幼嫩部份稍帶紫色及被疏毛。卷鬚與葉對生，2歧。托葉三角形，具緣毛。葉為掌狀複葉，具小葉5枚，頂葉橢圓狀卵形，長4～6公分，寬2～3公分，小葉柄長約3公分，先端短尖，基部楔形，兩側4枚小葉漸小，成對著生於同一小葉柄上，但又各具小分葉柄。聚繖花序2～3歧，腋生。花小，黃綠色，具短梗。花瓣4枚，三角狀卵形。萼呈杯狀。雄蕊4枚，與花瓣對生。漿果球形，成熟為黑色，含2～4粒種子。

【藥用】

全草有清熱利濕、消腫解毒、涼血之效，治癰瘡腫毒、蛇蟲咬傷、痔瘡、偏頭風、熱瀉、血痢、風濕疼痛、黃疸、癲癇、丹毒、尿血、白濁、痄腮等。

【方例】

❀ 治風濕關節疼痛：烏蘞莓根1兩，泡酒服。《貴州草藥》

❀ 治發背、臀癰、便毒：烏蘞莓全草水煎2次過濾，將2次煎汁合併，再隔水煎濃縮成膏，塗於紗布上，貼敷患處，每日換1次。《江西民間草藥》

❀ 治指頭腫毒(俗呼蛇頭)：五爪龍、六月雪嫩莖葉各40公分，加酒少許，共搗，敷患處。《臺灣藥用植物誌(卷上)》

【實用】

嫩莖葉可供食用。

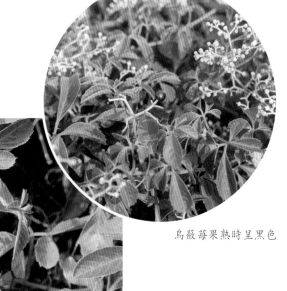

烏蘞莓果熟時呈黑色

烏蘞莓結果

編語

❋ 本植物因五葉如白蘞，且果熟為黑，故有「烏蘞」之名。又其蔓形，故俗名中常帶有「龍」或「葛」字樣。

木棉 木棉科 Bombacaceae

學名：*Bombax malabarica* DC.
別名：加薄棉、斑芝樹、棉樹、攀支花、古貝、英雄樹、瓊枝
分布：臺灣中南部平地及山麓，各地行道樹、公園、私人庭院亦見栽培
花期：3～4月

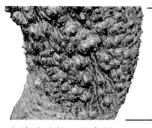

木棉的莖幹具大瘤刺

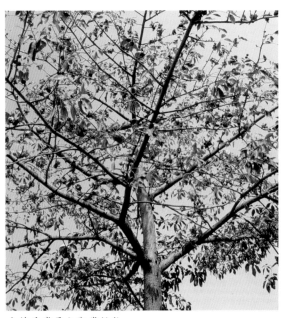

木棉為常見之觀賞植物

【形態】

落葉大喬木，樹幹有大瘤刺，側枝橫展，輪生，小枝粗硬。掌狀複葉，互生，柄長10～20公分，小葉5～7片，長橢圓形，長10～15公分，寬4～6公分，葉基銳形，葉尖銳尖，葉緣為全緣。花先葉開放，橘紅色，肉質，直徑約10公分。花萼杯形，多為2裂。花瓣5枚，倒卵形，兩面均被星狀毛。雄蕊多數，成為5體，在內部之5枚先端呈二叉分歧。柱頭5裂，濃紅色。蒴果橢圓形，長約15公分，5裂。種子卵圓形，多數，直徑約0.3公分，密被棉毛。

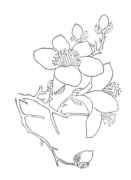

【藥用】

　　花有清熱、利濕、解毒、止血之效，治腸炎、菌痢、血崩、瘡毒、金創出血、暑熱、肝病等。根或根皮（木棉根）有清熱利尿、收斂止血、散結止痛之效，治肝炎、黃疸、胃潰瘍、慢性胃炎、產後浮腫、赤痢、痰火、瘰癧、跌打扭傷等。樹皮（木棉皮）效用與木棉根相近。

【方例】

🌸治陰囊奇癢：木棉皮煎湯洗之。《貴州中醫驗方》

🌸治跌打扭傷：木棉鮮根皮浸酒外搽或搗爛外敷。《常用中草藥彩色圖譜》

【實用】

　　種子上的棉毛可作為棉被、枕墊之原料。木材可製箱櫃、玩具、小木器等。花芽及花可供食用，重要的觀賞植物之一。

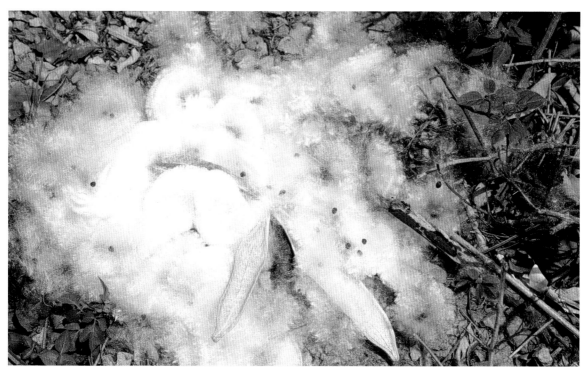

成熟開裂的木棉果實落地後，迸出團團的棉絮

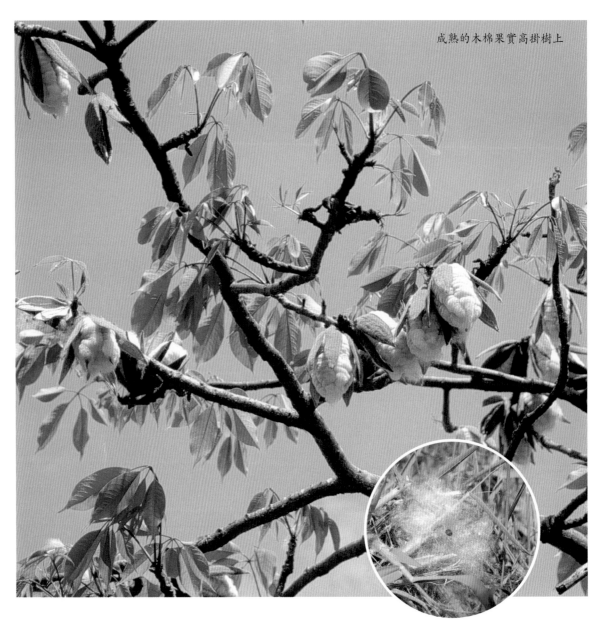

成熟的木棉果實高掛樹上

木棉的種子藏於棉絮中

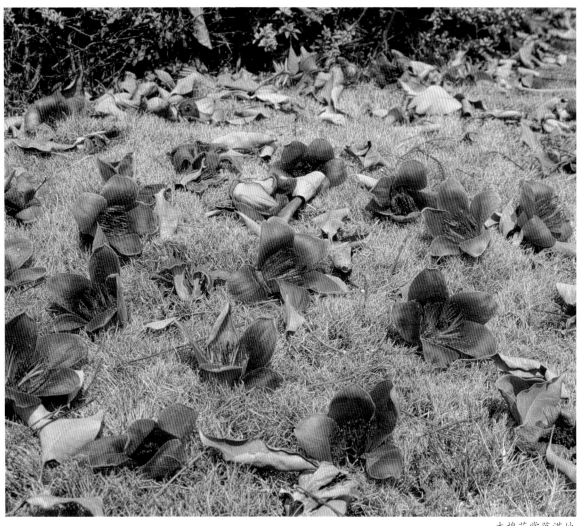

木棉花常落滿地

編 語

❀在臺灣及印度民間，木棉根是著名的催淫劑。又木棉的鮮葉可敷腫毒，種子油治惡瘡疥癬。其
　棉毛亦供藥用，但通常需經過燒灰，能治療血崩、金創等。

蘭嶼蘋婆 梧桐科 Sterculiaceae

學名：*Sterculia ceramica* R. Br.
別名：呂宋蘋婆、紅頭蘋婆、臺灣蘋婆
分布：產於蘭嶼、綠島，近年臺灣本島有引進栽培
花期：5～8月

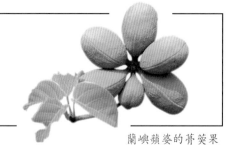

蘭嶼蘋婆的蓇葖果

【形態】

　　常綠小喬木，高5～18公尺，小枝具明顯葉痕。單葉互生，柄長3～6公分，葉片卵狀心形，長達18公分，寬達10公分，基部淺心形，先端銳尖，全緣，兩面光滑，掌狀脈5～7條。圓錐花序簇生於小枝上部，長5～8公分，花梗細。花被黃綠色，呈倒圓錐狀圓筒形，先端4～5裂，裂片先端尾狀銳尖，被毛。雄花為單體雄蕊，蕊筒粗短，花藥多數合生而成頭狀。雌花心皮3枚。蓇葖果卵狀鐮刀形，成熟時開裂，內呈淡紅色。種子1～2粒，黑色，橢圓形，長2～3公分。

蘭嶼蘋婆的花序

【藥用】

果殼能收斂，治瀉痢。（臺灣）

【實用】

為海岸防風林樹種之一。或栽植於庭園以供觀賞。種子可食。

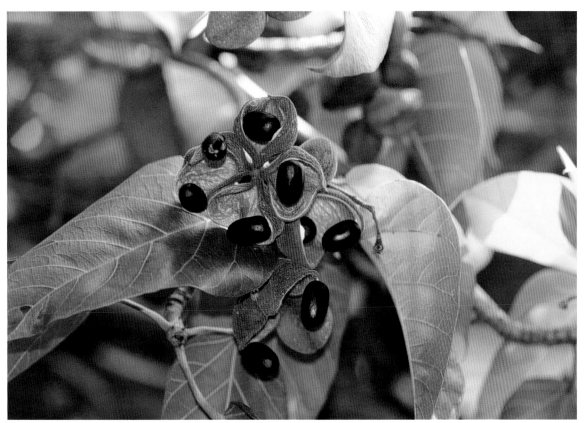

蘭嶼蘋婆果實成熟開裂

四季秋海棠　秋海棠科 Begoniaceae

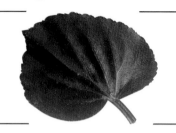

學名：*Begonia semperflorens* Link & Otto
別名：四季海棠、蜆肉海棠、洋秋海棠
分布：臺灣各地普遍觀賞栽培
花期：全年

【形態】

常綠肉質草本，高15～35公分，全株光滑，基部多分枝，莖直立，綠色或淡紅色，根呈纖維狀。單葉互生，葉柄長短差別很大，葉片廣卵形，長10～30公分，寬8～15公分，基部稍心形微偏斜，先端鈍形或急尖，葉緣著生細絨毛，並有不規則缺刻，兩面光滑，主脈常呈淡紅色。總狀花序腋生，花單性，紅色、粉紅色或帶白色，數朵聚生於總花梗上，雌雄同株。雄花較大，直徑約1.5公分，花被片4枚，雄蕊約6枚或較多。雌花較小，花被片5枚，子房下位，柱頭3枚。蒴果綠色，並有紅色翅。

【藥用】

花、莖、葉有清熱、解毒、止渴之效，治口渴、咽喉疼痛、肝病等。外用搗敷治瘡癤。

【實用】

為園藝之重要觀賞植物。

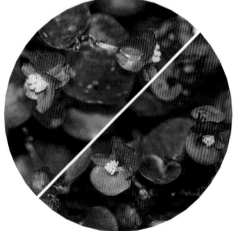

四季秋海棠雌花
之子房呈下位

四季秋海棠的雄花

編　語

❀本品入藥多採鮮用。

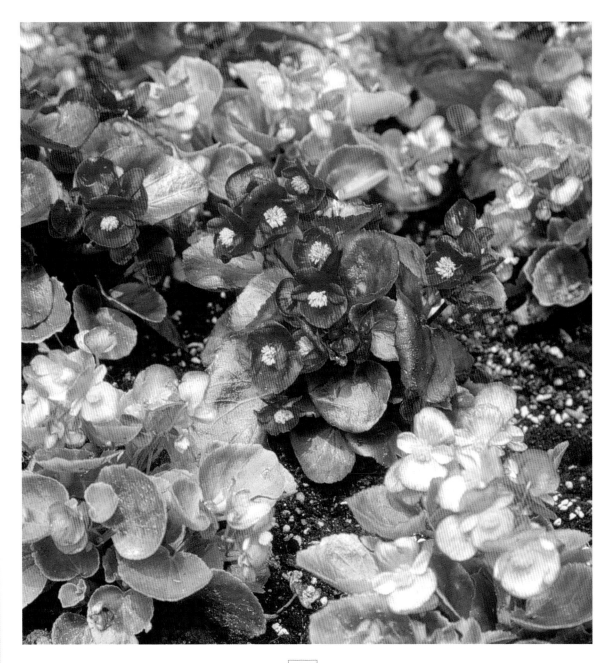

臺灣鄉野藥用植物

使君子

使君子科 Combretaceae

學名：*Quisqualis indica* L.
別名：山羊屎、留求子、史君子、四君子、五稜子、索子果
分布：臺灣各地多見零星栽培
花期：4～8月

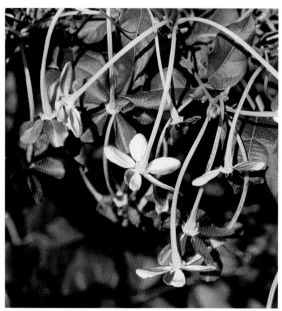

初開的使君子花呈粉白色，再逐漸地轉為紫紅色

【形態】

　　多年生藤狀灌木，嫩枝及幼葉被黃色毛。葉對生，柄長0.5～1.5公分，下部有關節，葉落後關節往往變成棘狀物。葉片長圓狀披針形，長4.5～15公分，寬2～6公分，基部圓形或心臟形，先端漸尖，全緣，背面葉脈部分及邊緣被毛。穗狀花序頂生，下垂，略具芳香，每花有苞片1枚，披針形或線形，脫落性。萼筒細管狀，伸出於子房上，長約6公分，先端5淺裂，短三角形，被柔毛及腺毛。花瓣5枚，長圓形或倒卵形，花蕾多呈紫紅色，部分為白色，綻開後漸轉為紫紅色。雄蕊10枚，2輪，花絲著生於萼筒，上輪5枚外露。雌蕊1枚，子房下位，5縱稜，花柱細長，外露，下部與萼筒合生，柱頭短。果實呈橄欖狀，長2.5～4公分，黑褐或棕色，具5稜，但臺灣少見結果。

【藥用】

果實有殺蟲、消積、健脾之效，治蛔蟲腹痛、小兒疳積、瘡癬、乳食停滯、腹脹、腹瀉等。根有殺蟲、開胃、健脾之效，治咳嗽、呃逆。葉能消疳、開胃、殺蟲，治小兒疳積。

【方例】

❀ 治小兒疳積：雷丸1兩、使君子仁1兩、檳榔1兩、黑白丑6錢、雞內金6錢、木香3錢，共研成細粉，白開水沖服。日3次，每次1錢，7～9日痊癒。《實用民間土單驗秘方一千首》

❀ 治小兒身體虛熱且有蛔蟲者：使君子1兩、瘦豬肉半斤、麵粉1兩，將使君子搗碎，豬肉洗淨剁碎，同與麵粉混合均勻，做餅10個，蒸熟。每服1個，1日2次。《偏方秘方大全》

【實用】

本種是園藝上重要的觀賞植物。

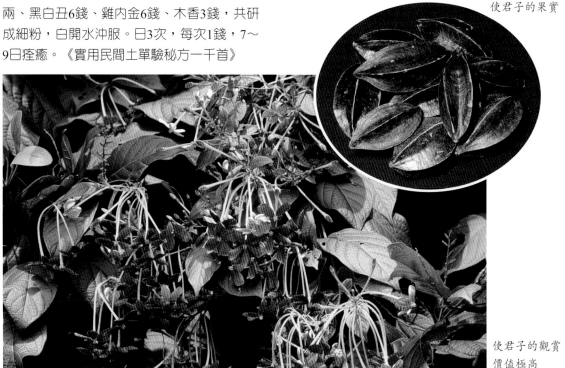

使君子的果實

使君子的觀賞
價值極高

編　語

❀ 據《開寶本草》對使君子之記載：「俗傳始因潘州郭使君療小兒，多是獨用此物，後來醫家因號為使君子也」。

細葉水丁香 柳葉菜科 Onagraceae

學名：*Ludwigia hyssopifolia* (G. Don) Exell
別名：小本水丁香、小本水香蕉、針筒草、針銅射、草龍、田浮草、線葉丁香蓼
分布：臺灣全境平地至低海拔溝旁、田邊、路旁、草叢中
花期：6月至翌年2月

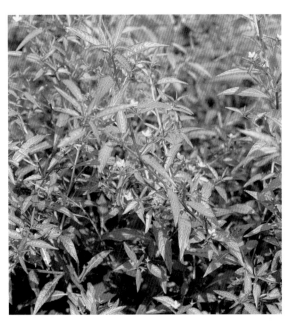

【形態】

　　1年生草本，莖高可達3公尺，基部木質化，多分枝且細，幼嫩部份及花序疏被細柔毛。葉互生，披針形，全緣，長1～9公分，寬0.2～3公分，基部窄楔形，先端漸尖，具柄。花單一，腋生。萼片4枚，披針形，被細柔毛。花瓣4片，黃色至橙黃色，長0.2～0.3公分，寬0.1～0.2公分，橢圓形。雄蕊8枚，著生花萼之雄蕊花絲長0.1～0.2公分，著生花冠者較短。蒴果具數條縱稜，暗紅褐色，細長筒形，基部狹窄，萼宿存。種子多數，褐色，長橢圓形。

【藥用】

　　全草有清熱解毒、利尿消腫、涼血止血之效，治感冒發熱、喉痛、牙痛、口舌生瘡、濕熱瀉痢、水腫、淋痛、疳積、瘡瘍癤腫、咳血、吐血、便血、崩漏等。根有平喘止咳、消積散結之效，治哮喘、咳嗽、疳積、瘰癧等。

【方例】

❀ 治感冒發熱、咽喉腫痛、口腔炎：草龍5錢至1兩，水煎服。《廣西中草藥》

❀ 治癰瘡癤腫：草龍全草3〜5錢，水煎服，並用鮮草龍搗爛外敷。《廣西本草選編》

❀ 治肺出血：草龍3〜5錢，加紅糖煎服。《雲南中草藥選》

【實用】

全草偶見做青草茶原料使用。

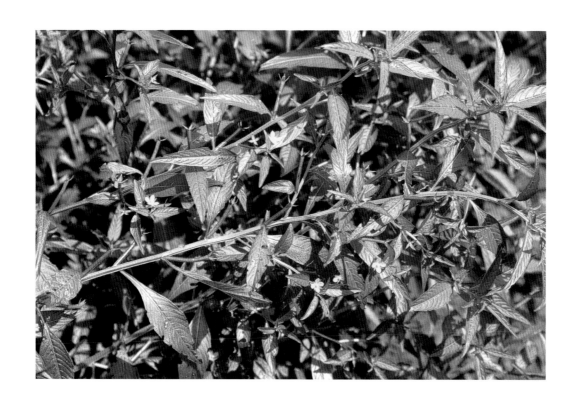

編 語

❀ 在大陸廣西地區多稱本植物為「針筒草」，臺灣民間對其也有「針銅射」之類似稱呼，皆取其蒴果形如針筒狀而命名。同理，另一近緣植物水丁香(請參見本書第116頁)亦具相同別名。

水丁香 柳葉菜科 Onagraceae

學名：*Ludwigia octovalvis* (Jacq.) Raven
別名：水香蕉、假香蕉、假黃車、針筒草、針銅射、毛草龍
分布：臺灣全境平地至低海拔溝旁、田邊、路旁、草叢中
花期：全年

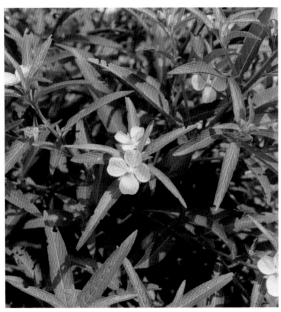
水丁香開花了

【形態】

　　亞灌木狀1～2年生草本，高可達4公尺，全株被細毛，多分枝，莖粗糙有稜，基部木質化。葉互生，披針形，全緣，長2～14公分，寬0.5～3公分，基部楔形，先端漸尖，具短柄。花單一，腋生，幾無梗。苞片細小或無，著生花之基部。萼片4枚，卵形，被毛。花瓣4片，黃色，長0.5～1.7公分，寬0.4～1.7公分，倒卵狀圓形，先端微凹。花盤、子房有毛。雄蕊8枚。蒴果具數條縱稜，暗紅褐色，長圓筒形，基部狹窄，萼宿存。種子多數，圓形。

【藥用】

根及莖（稱水丁香頭）有解熱、利尿、降壓、消炎之效，治腎臟炎、水腫、肝炎、黃疸、高血壓、感冒發熱、吐血、痢疾、牙痛、皮膚癢等。嫩枝葉（稱水丁香心）有利水、消腫之效，治腎臟炎、水腫、高血壓、喉痛、癰疽疔腫、火燙傷。

【方例】

❀ 治慢性腎臟炎：水丁香頭40公分，青仁烏豆150公分，米酒1杯，水3碗，青殼鴨蛋1個，水煎服。《臺灣植物藥材誌(二)》

❀ 治高血壓：水丁香頭、蔡鼻草、桑樹根、仙草乾各40公分，水煎代茶飲。《臺灣植物藥材誌(二)》

❀ 治喉痛：水丁香心、一枝香、鼠尾癀、遍地錦、小金英、鹽酸仔草各20公分，水煎服。《臺灣植物藥材誌(二)》

❀ 治肝硬化：毛草龍根1～2兩、鱔魚頭，水煎服。《福建藥物誌》

【實用】

全草皆可做青草茶原料使用。

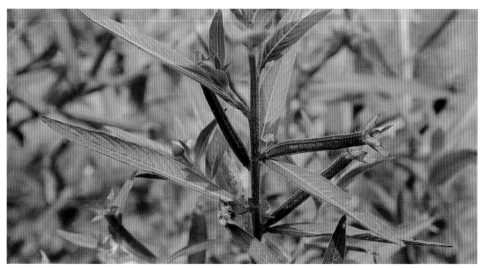

水丁香的果實形如香蕉狀

編 語

❀ 本植物多生長於潮濕地及水邊，且蒴果形似中藥「丁香」藥材，故名。又其果實亦如香蕉狀，而有水香蕉、假香蕉等別名。

臺灣芎藭 繖形科 Umbelliferae

學名：*Cnidium monnieri* (L.) Gusson var. *formosanum* (Yabe) Kitagawa

別名：臺灣蛇床、嘉義野蘿蔔、野芫荽

分布：臺灣西部平原地區

花期：2～5月

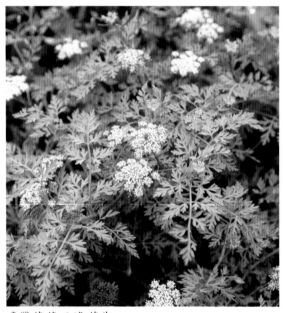

臺灣芎藭正逢花期

【形態】

多年生草本，高10～30公分，莖2歧分枝，無毛至微被毛。基生葉較大，莖生葉互生，具柄，基部擴大稍抱莖，葉呈闊卵狀，2回至3回羽狀分裂，長5～15公分，寬約7公分，羽片亦卵形，羽狀裂，頂羽片長約2公分，寬約1公分，頂裂片線狀披針形，長0.5～1公分。複繖形花序頂生，由多數小繖形花序形成，最小單位之繖形花序含花10～12朵，花梗不等長，總苞線形。花萼緣不明顯。花瓣5片，近橢圓形，白色，先端反捲。雙懸果長橢圓形，具明顯肋翼，腹面稍扁平。種子平滑。

【藥用】

全草有強壯之效，治衰弱性腰骨神經痛、陰萎等。根莖治頭痛。

【方例】

❀ 治衰弱性腰骨神經痛、陰萎：野芎藭20～75公分，水煎服。《臺灣藥用植物誌(上)》

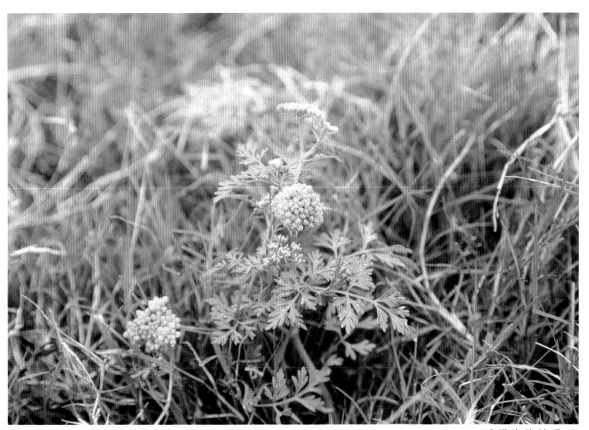

臺灣芎藭結果了

編　語

❀ 本植物為中藥「蛇床子」(為滋補強壯、收斂消炎藥)原植物之變種，果實可充蛇床子使用，所以，又名「臺灣蛇床」。

高山白珠樹 杜鵑花科 Ericaceae

學名：*Gaultheria itoana* Hayata
別名：臺灣白珠樹、玉山白珠樹
分布：臺灣中央山脈海拔2250～3600公尺間之草原、砂礫地或路旁
花期：3～6月

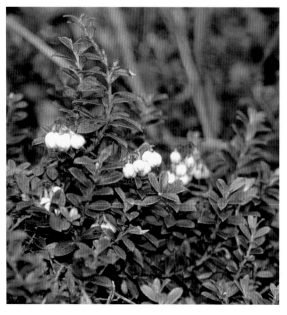

【形態】

　　常綠矮小灌木，株高15～30公分，多分枝，莖帶紫紅色。葉互生，柄長約0.1公分，葉片長橢圓形或倒披針形，長1～1.5公分，寬0.3～0.7公分，基部銳形，先端銳尖，略鋸齒緣。花3～6朵排列成短總狀花序，著於近枝端處，花多側向著生，下垂，花梗長約0.3公分。苞片2枚，卵形或橢圓形，帶紅色。花萼廣鐘形，5裂，裂片卵狀三角形，先端尖。花冠鐘形，長0.4～0.5公分，白色或粉紅色，裂片細小。雄蕊10枚，花藥2室。子房5室。蒴果呈漿果狀球形，因其花萼會增大肥厚而包住果實，熟時乳白色，極易讓人誤認其蒴果為漿果。

【藥用】

全草有活血、通絡、祛風、止痛之效，治風濕關節痛、筋骨疼痛、皮膚癢痛等。

【實用】

肉質之萼可食。栽植作觀賞植物。

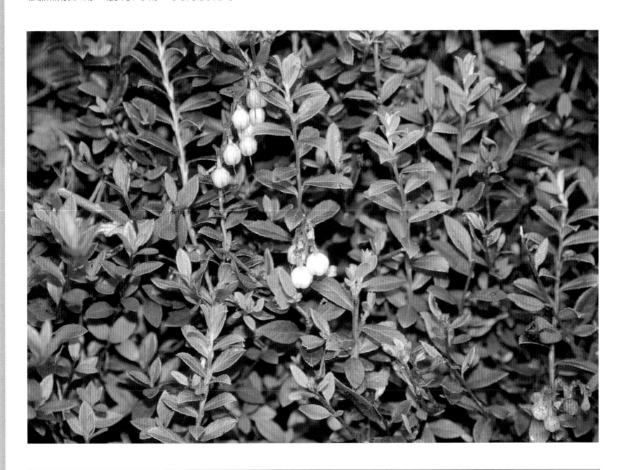

編　語

❀ 本植物因生長於高山地區，且果實形如小珠子，成熟時為白色，故名「高山白珠樹」，它雖有「樹」之名，但實則植株矮小，僅約15～30公分高。

白花藤 藍雪科 Plumbaginaceae

學名：*Plumbago zeylanica* L.
別名：烏面馬、芥埔草、白花丹、白雪花、白皂藥、一見消、
　　　火靈丹、假茉莉、猛老虎
分布：臺灣全境低海拔灌叢及草原中
花期：10月至翌年3月

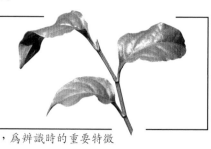

白花藤的莖節帶紫紅色，為辨識時的重要特徵

【形態】

多年生蔓性亞灌木，高2～3公尺，莖多分枝，具細稜，節上帶紫紅色，光滑無毛。單葉互生，柄基擴大而抱莖，葉片卵形至長橢圓卵形，長4～10公分，寬1.5～5公分，基部闊楔形，先端尖，全緣或微波狀，無毛。穗狀花序頂生或腋生，長5～25公分。花萼管狀，綠色，長約1公分，具5稜，外密被腺毛，有黏性。花冠白色，高腳碟狀，花冠管纖弱，長約2公分，先端5裂，擴展。雄蕊5枚，與花冠分離。子房上位，柱頭5裂。蒴果膜質，蓋裂。

【藥用】

根有行氣活血、袪風除濕、消腫解毒之效，治風濕痺痛、跌打扭傷、發育不良、心胃氣痛、肝脾腫大、血瘀經閉、瘰癧、疥癬搔癢、蛇咬傷等，但孕婦忌用。葉為台灣民間外科跌打要藥，多採鮮品外用，可推治跌打、扭挫傷，敷治瘡癤、體癬等，偶見內服使用。

【方例】

🌸 治風濕性關節痛及腰腿痛：白花丹根3～5錢，水煎服（須久煎3～4小時以上）。《湖南藥物誌》

🌸 治血瘀經閉：白花丹根乾品1兩，或加瘦豬肉2兩，水煎服。《福建中草藥》

🌸 治瘰癧未潰：白花丹鮮根0.5～1兩，酌加瘦豬肉，水燉服。《福建中草藥》

🌸 治眼翳：鮮白雪花葉搗爛貼印堂，見出水泡即除去。《福建藥物誌》

🌸 治婦女月經不通：烏面馬根、凌霄花各10公分，茜草根、白龍花根各20公分，黃蝴蝶花莖15公分，水煎服。（但貧血性經閉者忌用本方）《臺灣植物藥材誌（二）》

🌸 治發育不良：烏面馬頭12公分，水煎服。《臺灣植物藥材誌（二）》

🌸 治心臟不適：烏面馬葉10片，燉赤肉服。《臺灣植物藥材誌（二）》

【實用】

為園藝觀賞植物之一。

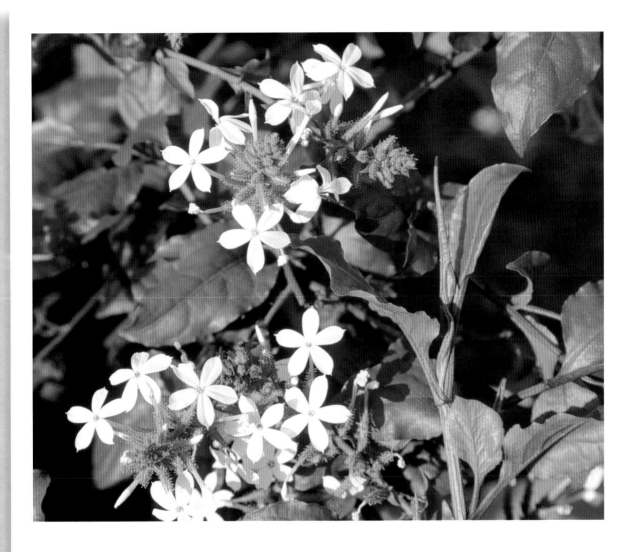

編　語

✽ 本植物之鮮葉為強烈的引赤發泡劑，搗爛敷患處時，不宜過久，一般不超過30分鐘，當局部有
　灼熱感時，應立即除去。

灰木 灰木科 Symplocaceae

學名：*Symplocos chinensis* (Lour.) Druce
別名：牛屎烏、白檀、白礬、白花茶、碎米子樹、烏子樹、毛老虎、土白芷、山白芷
分布：臺灣全境低至中海拔山區森林中
花期：3～5月

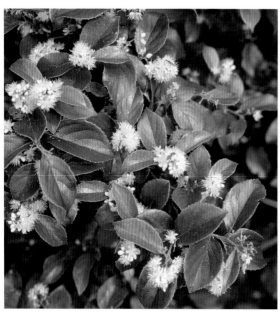
開花的灰木

【形態】

　　落葉灌木，幼株被毛，老枝光滑。單葉互生，柄長約0.4公分，葉片橢圓形或倒卵形，長3～6公分，寬2～3公分，基部楔形，先端銳形，鋸齒緣，上下表面光滑或被毛。圓錐花序頂生，長5～8公分，密生。花萼鐘形，被毛，5裂。花冠白色，直徑約0.8公分，深5裂，裂片橢圓形。雄蕊多數，花絲細長，長短成2列，成5束體。子房半下位，2室，各具2胚珠。核果歪卵形，直徑約0.5公分，成熟時呈黑色。

【藥用】

　　根、葉、花或種子有清熱解毒、調氣散結、祛風止癢之效，治蕁麻疹、皮膚搔癢、乳腺炎、淋巴腺炎、腸癰、瘡癤、疝氣等。

【方例】

❀治疝氣：白檀種子1錢、荔枝核5個，水煎服。《玉溪中草藥》

❀治乳腺炎、淋巴腺炎：白檀3～8錢，水煎服，紅糖為引。《玉溪中草藥》

❀治腸癰、胃癌：白檀3錢、茜草2錢、鱉甲2錢，水煎服。《玉溪中草藥》

❀治高熱不語、腹部冷痛、噁心嘔吐、腹瀉：白檀花3～5錢，水煎服。《西雙版納傣藥誌》

❀治胃炎：白檀根、豬瘦肉各1.5兩，同燉服。《福建藥物誌》

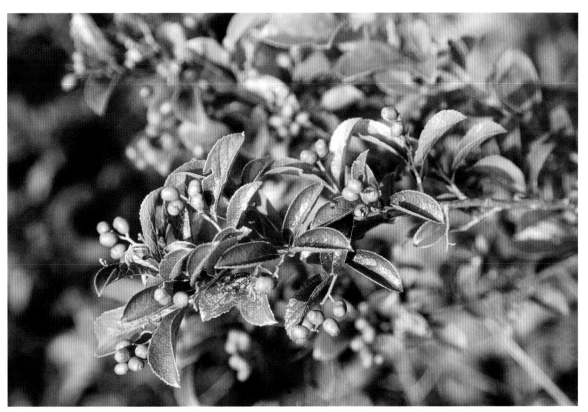

灰木結果了

臺灣鄉野藥用植物

山素英 木犀科 Oleaceae

學名：*Jasminum nervosum* Lour.
別名：山四英、山秀英、白茉莉、白蘇英、青藤仔、側魚膽、千里藤、金絲藤、大素馨花
分布：臺灣全境低、中海拔山區
花期：3～7月

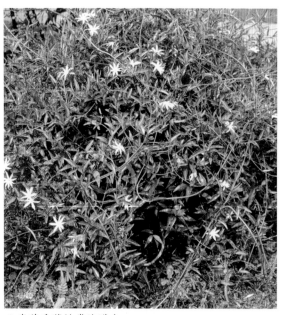
山素英為蔓性常綠灌木

【形態】

　　蔓性常綠灌木，枝條纖細柔軟，光滑或微被細短柔毛。單葉對生，柄長約0.3公分，葉片卵形或卵狀披針形，長2～5.5公分，寬1～2.5公分，基部鈍形至截形，具不明顯3或5出脈，先端銳形，全緣或有時波狀緣。花常為3朵聚繖花序或單生，腋生於小枝頂，幾無梗，苞片線形。花萼6～8裂，線形，結果時常會增大。花冠高腳碟狀，白色，冠筒長1.5～2公分，裂片7～11枚，披針形，頂端銳形。雄蕊2枚，著生於冠筒中部。漿果球形，直徑約0.7公分，成熟時呈黑色。

【藥用】

全草有清濕熱、解毒、斂瘡、行血、補腎之效，治痢疾、瘧疾、瘡瘍腫毒、潰爛不斂、眼疾、腰骨酸痛、發育不良、腳氣、濕疹、梅毒等。

【方例】

❀治痢疾：青藤仔花3～5錢，水煎，沖蜜糖1兩服。《廣西本草編選》

❀治勞傷腰痛：青藤仔莖1兩，水煎，沖米酒1兩服。《廣西本草編選》

❀治眼痛、眼起白翳：山四英全草150公分，燉雞肝服，體質冷者，加酒少許服。《臺灣植物藥材誌(二)》

【實用】

可當園藝觀賞栽培或作圍籬植物。

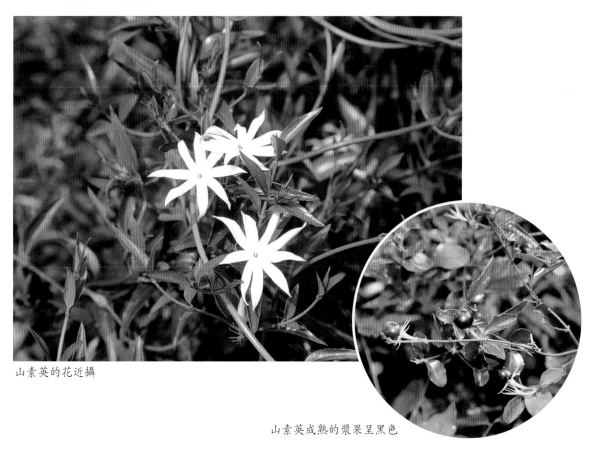

山素英的花近攝

山素英成熟的漿果呈黑色

臺灣鄉野藥用植物

茉莉 木犀科 Oleaceae

學名：*Jasminum sambac* (L.) Ait.
別名：鬢奈花、三白、木梨花、小南強、鬘華、沒利、抹厲、末麗
分布：臺灣各地普遍栽培
花期：4～11月

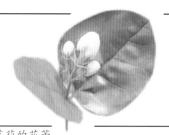

茉莉的花蕾

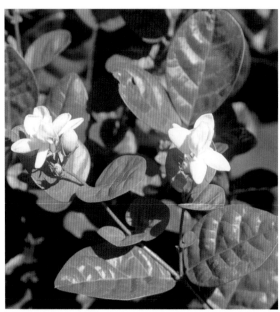

茉莉是著名的香花植物

【形態】

　　攀緣灌木，幼枝、葉柄及脈上被柔毛。單葉對生，偶3葉輪生，柄長0.5～1公分，葉片寬卵形、橢圓形或倒卵形，長5～8公分，寬3～5公分，基部楔形或心形，先端鈍形或突尖，全緣，側脈5～6對。花3至多朵聚生呈聚繖花序，花具梗。花萼管狀8～9深裂，裂片線形，長約0.7公分。花冠白色，香郁，短筒形，裂瓣長橢圓形至圓形，有重瓣、單瓣花品種。雄蕊2枚，著生花冠筒內。子房卵形，2室，每室胚珠2粒，柱頭2歧，綠色。蒴果近球形，熟黑色。

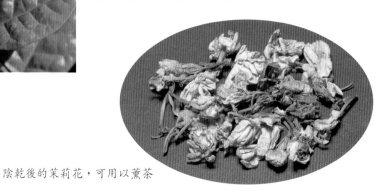

陰乾後的茉莉花，可用以薰茶

【藥用】

根有麻醉、止痛之效，治頭頂痛、失眠、跌打損傷、瘡毒癤腫、牙痛等。葉有疏風解表、消腫止痛之效，治外感發熱、腹脹、腹瀉、腳氣腫痛、毒蟲螫傷等。花有理氣、解鬱、止痛、和中、辟穢之效，治胸膈不舒、結膜炎、瀉痢、腹痛、瘡毒、腫瘤、眼疾、頭暈、頭痛等。茉莉花露（花之蒸餾液）有理氣、醒脾、美容、澤肌之效，治胸膈陳腐之氣，並可潤澤肌膚。

【方例】

❀ 治腹脹、腹瀉：茉莉花、厚朴各2錢，木香3錢，山楂1兩，水煎服。《青島中草藥手冊》

❀ 治頭暈、頭痛：茉莉花5錢、鰱魚頭1個，水燉服。《福建藥物誌》

❀ 治目赤腫痛、迎風流淚：茉莉花、菊花各2錢，金銀花3錢，水煎服。《中國藥用花卉》

❀ 治赤白痢：茉莉花葉搗車前草汁，和蜜1匙，頓服1升，日3。《龍門石窟藥方》

❀ 治失眠：茉莉根3～5分，磨水服。《湖南藥物誌》

❀ 治骨折、脫臼、跌打損傷引起的劇烈疼痛：茉莉根3分、川芎1錢，研細末，酒沖服。《四川中藥誌》

【實用】

重要的觀賞植物之一。花可供萃取香精及化粧品香料，亦可用以薰茶（即香片、茉莉花茶）。

重瓣茉莉是茉莉之栽培種，園藝界多稱它為虎頭茉莉，觀賞價值較高

編 語

❀ 茉莉民間通稱為「茉莉花」，但其入藥以花為主，藥材名亦稱「茉莉花」，為避免混淆，建議仍應以「茉莉」為植物名較佳。而在諸多花卉中，茉莉不以豔態著稱，而以芳香取勝，它不僅芳馥絕倫，而且香味純正，濃而不濁，香氣持久，可謂眾香花之首，曾有古人就評定它為「人間第一香」。

檄樹 茜草科 Rubiaceae

學名：*Morinda citrifolia* L.
別名：紅珠樹、水冬瓜、椿根、海巴戟天、鬼頭果
分布：恆春半島海岸及蘭嶼、綠島等地
花期：6～8月

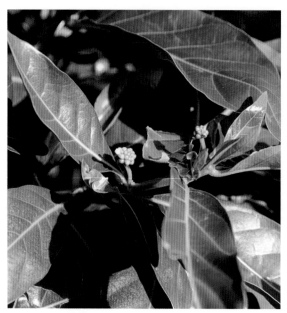

即將開花的檄樹

【形態】

　　常綠小喬木，全株光滑，樹皮灰褐色，有縱向裂痕，小枝淡綠色4稜形。單葉對生，柄長約2公分，葉片長橢圓形，紙質，長10～30公分，寬5～15公分，兩端尖，全緣。托葉膜質，半月形或廣卵形。花簇生呈頭狀花序，花軸單一，長約3.5公分，常與葉對生。花萼杯狀，邊緣截形。花冠白色，圓筒形，長約1.5公分，先端5裂，喉部被毛。雄蕊5枚，著生喉部。柱頭2歧。聚合果球形或橢圓形，漿質，熟時黃色，直徑約4公分。

【藥用】

根有解熱、強壯、解毒之效，治肺結核、熱症、赤痢、濕疹、跌打損傷等。鮮葉搗敷潰瘍、刀傷。果實能治痛症、炎症、腸胃不適、高血壓、血糖過高、氣喘、咳嗽、肝腫脹、視力減退、腹瀉等。

【實用】

果實可食。樹皮可作紅色染料。根可作黃色染料。

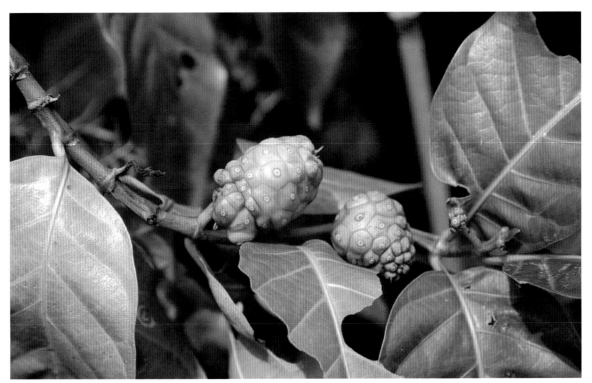

橄樹結果了

編 語

❀果實富含免疫調節功能之多醣體物質，於動物試驗中發現具抗腫瘤作用。目前，已有保健食品業者將其果汁推廣於行銷市場。

九節木 茜草科 Rubiaceae

學名：*Psychotria rubra* (Lour.) Poir.
別名：山大刀、山大顏、牛屎烏、青龍吐霧、厚肉仔、烏無常、刀傷木、火筒樹、散血丹、
　　　大羅傘
分布：臺灣全境闊葉樹林內
花期：4～5月

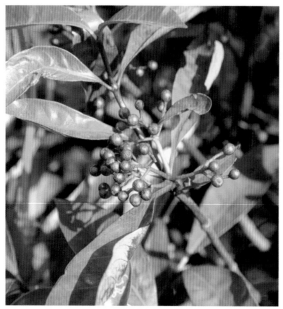

九節木結果

【形態】

　　常綠灌木，高1～3公尺，全株光滑。單葉對生，柄長1～3公分，葉片長橢圓形或倒披針狀長橢圓形，長10～20公分，寬3～7公分，基部漸狹，先端銳或突尖，全緣，側脈7～11對。托葉膜質，闊卵形，常與葉柄連生。聚繖花序頂生，呈圓錐狀，花多數。花萼5裂，裂片大小不齊。花冠漏斗形，白色，長約0.5公分，5裂。雄蕊5枚，與花冠裂片互生。子房2室。核果近球形，直徑約0.6公分，成熟時紅色。種子背面有縱溝。

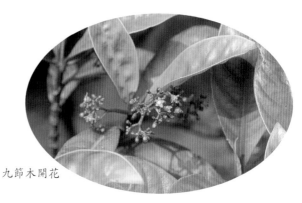

九節木開花

【藥用】

　　嫩枝及葉有清熱解毒、祛風除濕、活血止痛之效，治感冒發熱、咽喉腫痛、痢疾、白喉、腸傷風、瘡瘍腫毒、風濕痺痛、跌打損傷、蛇咬傷等。根能清熱、解毒、祛風、除濕、消腫，治感冒發熱、咽喉腫痛、風濕痛、胃痛、瘧疾、跌打損傷、瘡瘍腫毒、痔瘡等。

【方例】

❁ 治腸傷寒：山大顏根、葉曬乾研粉，成人每次服2～3克(兒童0.5克)，每日3次。《全國中草藥匯編》

❁ 治瘧疾：山大顏根2兩，斬碎，煎好酒4兩，在發作前1小時服用。《嶺南草藥誌》

❁ 治風火牙痛：大羅傘根1兩，搗爛，沖溫開水取汁含漱。《廣西中草藥》

❁ 治斷腸草中毒：九節木根皮8兩，搗爛沖洗米水服。《廣西本草選編》

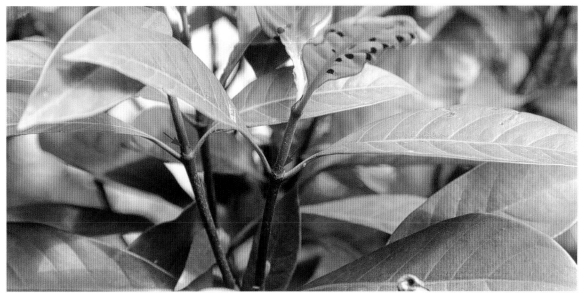

圖中托葉(箭頭處)的另一側尚有1枚對生之托葉，它們並與對生葉互成十字對生，此爲茜草科植物的重要特徵

編語

❁ 藥理研究發現本植物所含成分九節素(Psychorubrin)，對體外人之鼻咽癌細胞具顯著細胞毒性。

對面花 茜草科 Rubiaceae

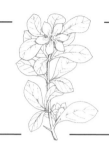

學名：*Randia spinosa* (Thunb.) Poir.
別名：山石榴、山菝仔、山刺菝、刺菝仔、假石榴、刺仔、
　　　鼻血刺、箭牯樹、山黃皮、豬頭果、山蒲桃
分布：全島中、低海拔闊葉林
花期：4～5月

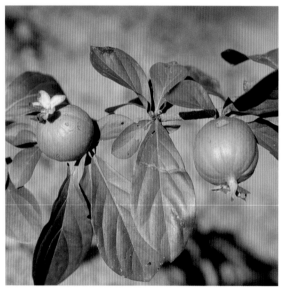

對面花的漿果形似番石榴

【形態】

　　落葉小喬木，高可達8公尺，枝條被毛，腋間具刺，且每節僅有1刺。葉對生，在短枝上密集簇生，紙質，無柄，葉片通常寬倒卵形至匙形，長3～6公分，寬1～3公分，葉基銳形，葉尖鈍形，葉緣與脈上被毛，側脈4～6對。托葉卵形，先端漸尖。花單生或2～3朵簇生短枝之頂，近無梗。花冠筒狀鐘形，5～6裂，白色至淡黃色，裂片倒卵形，喉部被毛。花萼5裂，裂片闊卵形。雄蕊5～6枚，著生於花筒喉部與花冠裂片互生，花藥條形。柱頭粗大，先端2裂。漿果球形，直徑2～3公分，表面有溝，具宿存萼，成熟為黃色，含許多種子。

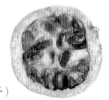
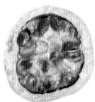

對面花的果實橫切面(圖中可見其含有許多種子)

【藥用】

樹皮、根、葉及果有散瘀消腫、祛風除濕、解毒止血之效，可治跌打瘀腫、風濕疼痛、外傷出血、皮膚瘡疥、腫毒等。

【方例】

🌸 治跌打瘀腫：山石榴鮮根搗爛，酒炒外敷。《廣西本草選編》

🌸 治外傷出血：山石榴鮮葉搗爛外敷，或用果研粉撒患處。《廣西本草選編》

🌸 治皮膚瘡疥：山石榴鮮果搗爛，放熱水中攪拌，泛出白色泡沫，外洗。《廣西本草選編》

【實用】

木材堅硬，質密緻，可製手杖、小型農具或用於雕刻。未成熟果實含皂苷，與根混搗，用以毒魚；若去果殼，可充作洗滌清潔劑。枝上具棘刺，適合栽植為綠籬，能防盜並供觀賞用。

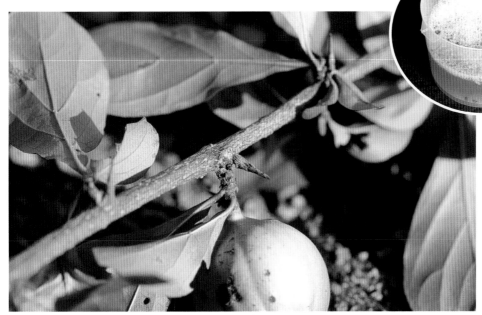

將對面花的果肉置於水中攪拌，可產生許多泡沫，此乃因其含有皂苷成分，可充作洗滌清潔劑

對面花腋間具刺，且每節僅有1刺

編　語

🌼 本植物的漿果，形似番石榴，因此鄉間多稱其為「山石榴」。又本品入藥時需特別注意：不可內服，只可外用。

菟絲 旋花科 Convolvulaceae

學名：*Cuscuta australis* R. Br.
別名：無根草、無根藤、無娘藤、豆虎、南方菟絲、
　　　黃藤、金絲草、纏絲蔓、龍鬚
分布：臺灣全境低海拔地區
花期：3～10月

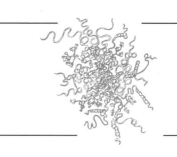

【形態】

　　纏繞性寄生草本，常糾纏成一大片，莖纖細，光滑，淡黃色。葉退化成細小的鱗片狀。花長0.2～0.3公分，白色，梗甚短，密集簇生。花冠短鐘形，5裂，裂片闊橢圓形。花萼約與花冠筒等長，5裂，裂片橢圓形至圓形。雄蕊突出，較花冠裂片短，花藥卵圓形。子房橢圓形，花柱2枚，纖細，花柱較子房短，柱頭頭狀。蒴果扁球形，直徑約0.35公分，2室，每室具種子2粒。種子長約0.15公分，闊卵圓形，淡褐色，平滑。

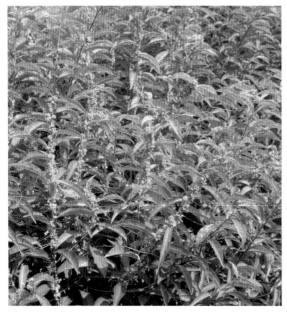

成群的番茉莉 (*Brunfelsia hopeana* (Hook.) Benth.，屬茄科植物)被菟絲寄生

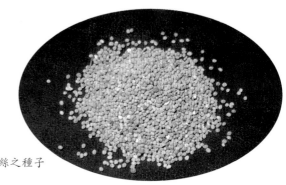

中藥「菟絲子」即菟絲之種子

【藥用】

　　全草有清熱、解毒、涼血、利水之效，可治黃疸、痢疾、吐血、衄血、便血、淋濁、帶下、疔瘡、痱疹等。種子(稱菟絲子)能補腎益精、養肝明目、固胎止泄，治腰膝酸痛、遺精、陽萎、早泄、不育、消渴、遺尿、淋濁、目暗、耳鳴、胎動不安、流產、泄瀉等。

【方例】

❀治脾腎兩虛，大便溏泄：菟絲子、石蓮子各3錢、茯苓4錢、山藥5錢，水煎服。《安徽中草藥》

❀治細菌性痢疾、腸炎：鮮菟絲全草1兩，每日1劑，煎服2次。《(內蒙古)中草藥新醫療法資料選編》

❀治小兒單純性消化不良：金絲草研粉，每次0.9～1.5克，溫開水送服，每日2～3次。《浙江藥用植物誌》

❀治目赤腫痛、咽喉腫痛：鮮金絲草適量，搗爛取汁，滴眼或滴喉。《浙江藥用植物誌》

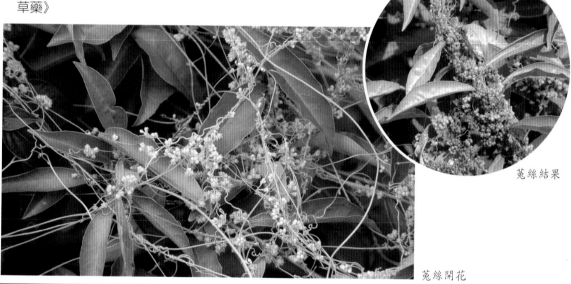

菟絲結果

菟絲開花

編　語

❀本植物為臺灣產菟絲屬(*Cuscuta*)植物之一，該屬植物皆為寄生性，且都沒有根，民間統稱它們為「無根草」或「無根藤」。菟絲在屏東、臺東地區，民眾採全草曬乾，酌量煮成涼茶，並加少量紅糖飲，作解暑之用，而樟科的無根草亦同(參見本書第48頁)。

臺灣鄉野藥用植物

五爪金龍 旋花科 Convolvulaceae

學名：*Ipomoea cairica* (L.) Sweet
別名：番仔藤、五葉藤、碗公花、槭葉牽牛、掌葉牽牛、臺灣牽牛
分布：臺灣全境平地至低海拔向陽荒廢地、籬笆、路旁多見
花期：全年

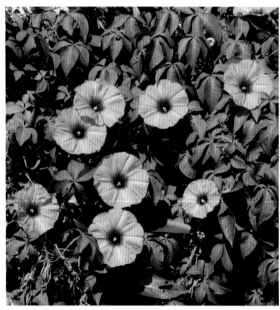

五爪金龍幾乎全年開花

【形態】

多年生纏繞性藤本，莖灰綠色，可長達10公尺以上，常有小瘤體。葉互生，指狀5深裂，全緣，直徑6～9公分，裂片橢圓狀披針形，先端鈍或微尖，最下1對裂片有時會再分裂。聚繖花序，花序柄短，1～3朵簇生。萼綠色，先端極鈍。花冠漏斗狀，淡紫色，5淺裂，裂片扇摺。雄蕊5枚，與花柱均隱藏於花冠筒內。子房平滑，柱頭2裂。蒴果球形，少見。種子有毛。

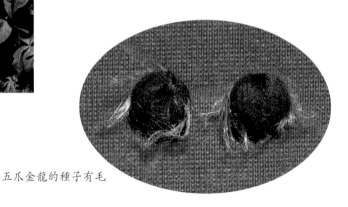

五爪金龍的種子有毛

【藥用】

　　根或莖葉有清熱、解毒、利水之效，治肺熱咳嗽、淋病、小便不利、尿血、水腫、癰疽腫毒、中耳炎。花有止咳、除蒸之效，治骨蒸勞熱、咳血。

【方例】

❀治諸淋：五爪金龍莖葉鮮品1兩，煎湯去渣，加冰糖燉服。《泉州本草》

❀治咳血：五爪金龍花鮮用14朵，煎湯調蜜服。《泉州本草》

❀治骨蒸勞熱盜汗：五爪金龍花14朵曬乾，與老母鴨1隻合燉服。《泉州本草》

【實用】

　　臺灣早期的農村生活中，婦女習慣取本植物之莖葉加水搓揉，當成洗髮之清潔劑。

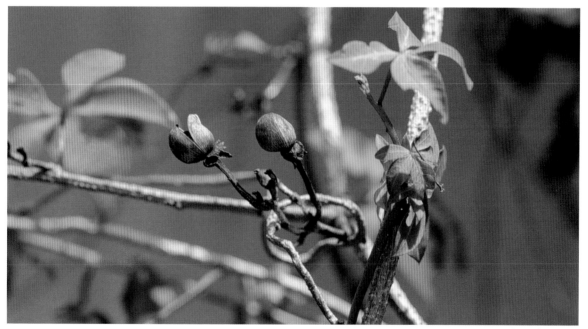

五爪金龍結果少見

編　語

❀本植物的葉常呈指狀5深裂，看似龍掌的五爪，又藤蔓盤纏如金龍，故名。但孕婦及虛寒者忌服。

滿福木 紫草科 Boraginaceae

學名：*Carmona retusa* (Vahl) Masam.
別名：福建茶、小葉厚殼樹、基及樹
分布：臺灣東部及南部低海拔向陽樹叢，各地亦常見零星栽培
花期：4～9月

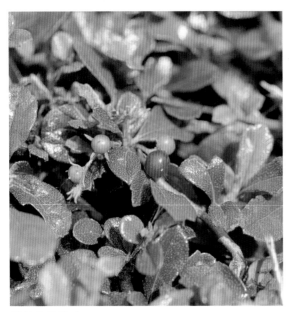

滿福木結果了

【形態】

　　常綠灌木，高約1～3公尺，多分枝，小枝短，幼枝葉被硬毛。葉互生或簇生，具短柄，葉片倒卵形至匙形，長1～2.5公分，寬0.5～1公分，基部楔形，先端鈍形或突尖及平截缺刻形，不明顯缺刻狀緣或齒緣，兩面疏生短硬毛，上面常具銀白色點。聚繖花序腋生，具細梗。花萼5枚。花冠鐘狀，白色，5裂瓣，瓣片披針形。雄蕊5枚，稍伸出花冠外。子房近卵形，柱頭2歧，細長。核果球形，具喙，熟時橙紅，直徑約0.5公分，內含種子4粒。

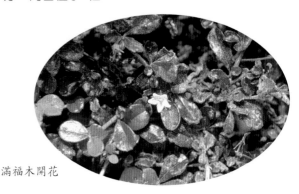

滿福木開花

【藥用】

全株有利濕、行血、解毒之效，治風濕骨痛、筋骨疼痛、咯血、便血等。鮮葉搗敷治疔瘡。

【實用】

嫩葉供製泡茶原料。植株可作盆景觀賞栽培或當矮籬。

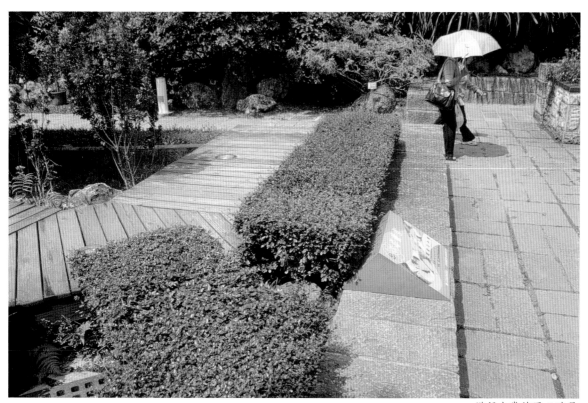

滿福木常被用以造景

編　語

✽ 本植物曾被歸於厚殼樹屬(*Ehretia*)，又因其葉形小巧，故名「小葉厚殼樹」，學名為*E. micro-phylla* Lam.。而在大陸福建等地區，人們採其嫩葉製茶，故有「福建茶」之名。

狗尾蟲 紫草科 Boraginaceae

學名：*Heliotropium indicum* L.
別名：狗尾草、貓尾草、象鼻花、大尾搖、耳鈎草、金耳墜、蟾蜍草、蝦蟆草、母交藤、
　　　南蠻琉璃草、肺炎草、全蟲草
分布：臺灣全境原野田間常見
花期：3～9月

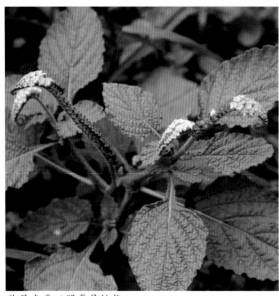
狗尾蟲爲田間常見植物

【形態】

　　一年生草木，全株密被粗毛，高可達60公分。單葉互生，柄長3～6公分，葉片卵形，長3～10公分，寬2～6公分，基部鈍形，先端銳形，鈍鋸齒緣，表面皺縮。穗狀花序頂生，花密生，花軸通常會延伸，末端捲成彎曲樣，所有的花長在花軸的同一側，且花由花軸下方往上呈單向漸綻放。花萼5深裂，裂片線狀披針形。花冠盆形，白色，5深裂，裂片圓形。雄蕊5枚。子房4室，柱頭圓錐狀線形。果實廣卵形，成熟時分裂為2個有嘴之瘦果。

【藥用】

　　全草有清熱利尿、消腫解毒之效，治肺積水、肺炎、肝炎、咽痛、口腔糜爛、膿胸、咳嗽、膀胱結石、小兒急驚、癰腫等。莖葉搗碎可敷治狗咬傷。單取根用水煎服治疲勞。

【方例】

* 治肺炎高熱喘咳：鮮蝦蟆草、鮮落地生根、牛舌癀、甜珠仔草各300公分，水煎汁，頻頻飲服。《臺灣植物藥材誌(二)》

* 治肺炎：耳鈎草75公分，馬尾絲、小金英各40公分，水煎代茶飲。《臺灣植物藥材誌(二)》

* 治肺炎喘咳：耳鈎草110公分、八卦癀1個、石膏20公分，搗汁，加鹽少許，並加熱，趁熱服。《臺灣植物藥材誌(二)》

* 治肺積水、喉痛：鮮耳鈎草600公分，水煎紅糖，代茶飲。《臺灣植物藥材誌(二)》

* 治肝病：耳鈎草300公分、蘆薈1葉，燉赤肉服。《臺灣植物藥材誌(二)》

* 治酒感：鮮耳鈎草300公分，煮酒服。或搭配鈕仔茄，煎水服。《臺灣植物藥材誌(二)》

* 治內、外痔：耳鈎草150公分，水煎服。《臺灣植物藥材誌(二)》

【實用】

　　嫩莖葉可食。

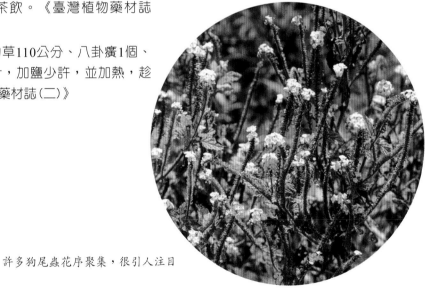

許多狗尾蟲花序聚集，很引人注目

編　語

✴ 本植物因花軸像狗尾巴，花朵遠觀如蟲狀，故名「狗尾蟲」。又別名中的「耳鈎草」，常被當成狗尾蟲全草之藥材名使用，即是取其花序彎曲形如耳鈎狀，而得名。

白水木 紫草科 Boraginaceae

學名：*Tournefortia argentea* L. f.
別名：山埔姜、山草、水草、白水草、銀丹、銀毛樹、砂引草
分布：臺灣全島南北兩端及蘭嶼、綠島的砂灘
花期：3～5月

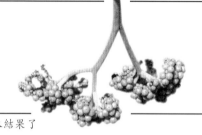

白水木結果了

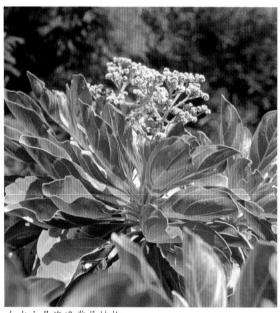

白水木是海邊常見植物

【形態】

　　灌木至小喬木，樹皮灰褐色，小枝粗狀，具顯著葉痕。葉為單葉，叢聚於枝條先端，近於無柄，密被銀白色絹毛，肉質，倒卵形或匙形，長10～20公分，寬4～7公分，基部漸尖，先端銳形，葉緣近於全緣。聚繖花序，分枝呈蠍尾狀，花無梗，密生一側。花冠小，圓筒形，直徑約0.4公分，花瓣白色至粉紅色。果實呈球形，直徑約0.4公分，成熟時會乾燥，具2分核，每核有2室，每室含種子1粒。

【藥用】

　　根及莖有清熱、解毒、利尿之效，治風濕骨痛。鮮葉汁能解魚、貝類中毒。

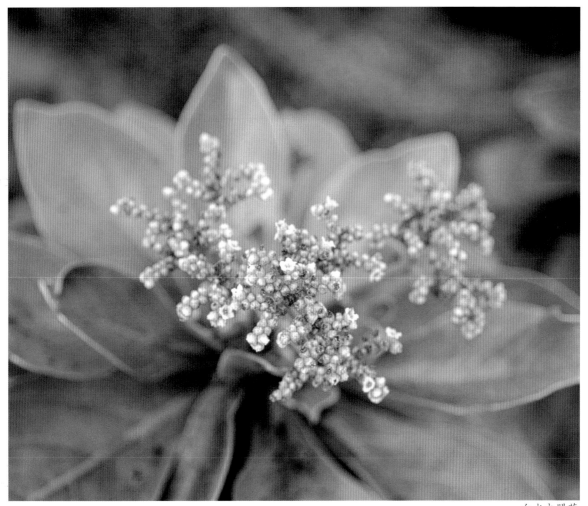
白水木開花

編 語

❋ 本植物能耐旱抗鹽，爲海濱防風定砂及綠化重要樹種之一，但不耐水浸，宜種植於排水良好的環境。

藤紫丹 紫草科 Boraginaceae

學名：*Tournefortia sarmentosa* Lam.
別名：冷飯藤、清飯藤、倒爬麒麟、拍拍藤、疸草、臺灣紫丹、黑藤、鐵先鋒
分布：臺灣南部近海乾燥林中
花期：3～6月

【形態】

　　略木質化匍匐藤本，長度不定，疏被褐色剛匍毛。單葉互生，柄長約1.5公分，葉片紙質而稍粗糙，長橢圓披針形至卵形，長6～12公分，寬3～5公分，基部圓凸形，先端銳形或短漸尖，全緣，葉面的側脈部稍凹下。聚繖花序頂生，蠍尾狀，無花梗。花小，萼片被毛，花冠短筒形，5裂，裂片鈍形，白色至淡綠色。果實為核果狀，初綠熟白色，無柄，直徑約0.5公分，光滑，具4分核，每核含種子1粒。

【藥用】

　　全草有祛風、解毒、消腫之效，治筋骨酸痛、創傷出血、潰爛、帶狀疱疹等。根外用治潰瘍。

【方例】

❀治心臟無力或氣虛頭痛：藤紫丹2兩，水煎服。《原色臺灣藥用植物圖鑑(2)》

❀孩童發育不良或風傷骨節酸痛：藤紫丹4兩、當歸5錢、川芎3錢、白芍4錢、熟地5錢，半酒水燉雄雞角，連服數劑。《原色臺灣藥用植物圖鑑(2)》

❀祛瘀血、生新血、治筋骨酸痛及缺血：藤紫丹鮮品4兩、當歸1兩、川芎8錢、白芍8錢、熟地2兩、米酒3瓶，浸1個月後即可飲用，每次100毫升，早晚各1次。《原色臺灣藥用植物圖鑑(2)》

❀治帶狀疱疹(俗稱皮蛇)：(1)藤紫丹鮮品適量，加少許米酒共搗，用紗布沾汁，塗抹患處。(彰化縣田中鎮·許文通) (2)倒爬麒麟單味，水煎服，殊效，但性極寒，病癒須立即停止服用。(臺中縣大里市·梁玉松)

【實用】

　　花序形狀特別，可當觀賞植物栽培。

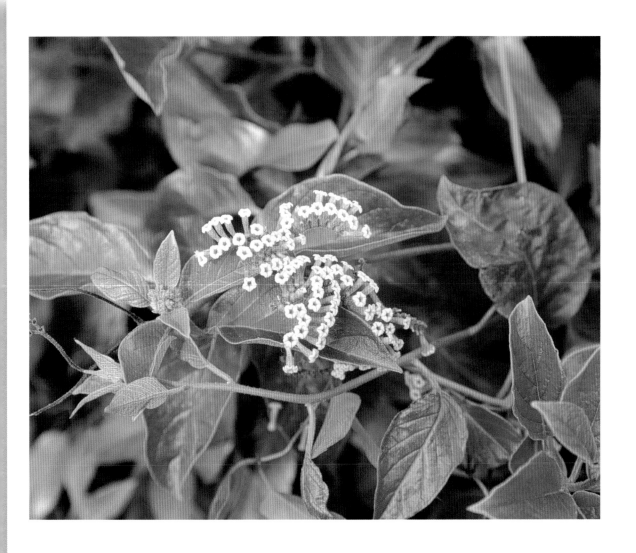

編　語
❋ 本植物果實成熟時，白色如飯粒，故有冷飯藤、清飯藤等別名。

魚針草 唇形科 Labiatae

學名：*Anisomeles indica* (L.) Kuntze
別名：客人抹草、金劍草、土牛膝、本藿香、臭天廣、防風草、土防風、廣防風、假紫蘇、
　　　白紫蘇、豨薟草、穢草、排風草
分布：臺灣全境中、低海拔林緣或荒廢地
花期：8～10月

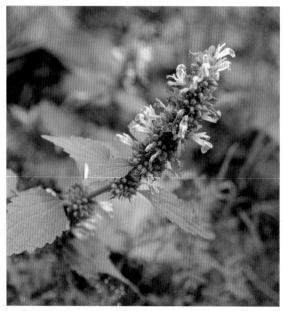
魚針草即臺灣民間俗稱的「客人抹草」

【形態】

　　多年生草本，高50～200公分，密被毛，上部多分枝，莖4稜。單葉對生，柄長1～4公分，葉片寬三角狀卵形，長5～12公分，寬2～7公分，基部近心形至淺楔形，先端漸尖，粗鋸齒緣，兩面皆被毛。輪繖花序，苞葉向上漸小。花萼鐘狀，淺綠色，長約0.7公分，被長毛及腺點，先端5裂。花冠淡紫色，長約1公分，筒形，邊緣唇裂，上唇直伸，全緣，下唇平展，3裂。雄蕊4枚，伸出，2強，花絲有毛。雌蕊1枚，柱頭2裂。小堅果4粒，近圓形，黑褐色。

【藥用】

　　全草有清熱解毒、祛風除濕、健胃止痛之效，治感冒發熱、嘔吐、腹痛、傷食霍亂、月經不調、風濕骨痛、筋骨疼痛、濕疹、腫毒、瘡瘍、痔瘡、蛇蟲咬傷等。

【方例】

❀治百節筋骨疼痛：豨薟草十蒸九曬，和蜜為丸服。《嶺南採藥錄》

❀治癭腫：防風草鮮全草2兩，絞汁調黃酒燉服，渣外敷。或鮮全草1兩、鮮馬鞭草3錢，水煎，黃酒沖服。《浙江藥用植物誌》

❀治中風口眼歪斜：鮮防風草1～2兩、紅糖5錢，水煎服。另用葉和蓖麻子仁共搗爛，貼麻痺側。《福建中草藥》

❀治毒蛇咬傷：廣防風、豨薟草(菊科)鮮品各1兩，水煎服，渣搗爛敷患處。《福建藥物誌》

【實用】

　　本品為民間青草茶原料之一。

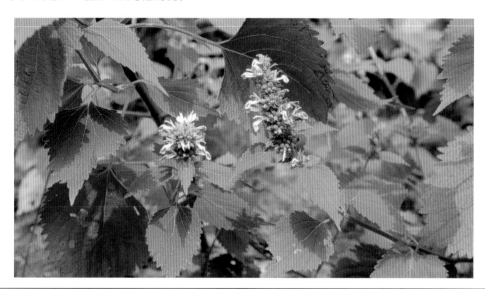

編　語

❀魚針草在臺灣中藥市場上，被廣泛當「豨薟草」藥材使用，而真正「豨薟草」藥材之來源植物，乃菊科的豨薟屬(*Siegesbeckia*)植物，臺灣鄉野亦可見，卻不見一般中藥房取用。

白冇骨消 唇形科 Labiatae

學名：*Hyptis rhomboides* Mart. & Gal.
別名：頭花假走馬風、頭花香苦草、冇廣麻、圓仔草、山丹花、尖尾風、紅冇骨消
分布：臺灣全境平地至低海拔山區可見
花期：7～10月

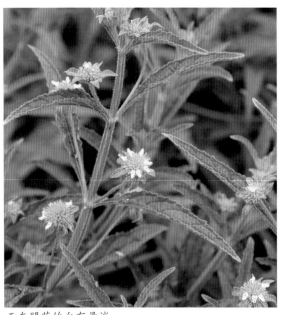
正在開花的白冇骨消

【形態】

　　多年生亞灌木，高可達150公分，莖四方形。單葉對生，柄長1～4公分，葉片卵形至橢圓形，長5～10公分，寬2～5公分，基部楔形，先端銳尖，兩面被細毛，葉緣銳淺裂鋸齒狀，下表面具腺點。聚繖花序呈頭狀排列，腋生或頂生，總花梗長3～10公分，方形，花近無梗。苞片披針形。花萼鐘形，基部與邊緣被細毛，5齒裂，齒裂片約等長，扁針狀。花冠白色，筒形，唇裂狀。雄蕊4枚，2長2短，花藥2室。子房深4裂，花柱底生，柱頭2裂。小堅果橢圓形，長約0.12公分，平滑。

【藥用】

全草有解熱、行血、消腫之效，治感冒、麻疹、氣喘、乳癰、腹痛、中暑、肺疾、淋疾等。葉搗敷癰疽。

【方例】

❀治各種結石：白匇骨消5錢、筆仔草3錢、化石草2錢、浸水竹（竹稈插於水中之上層皮）5兩、車前草1兩、遍地錦5錢、一枝香5錢、香櫞根5錢、山芥菜（菊科）5錢，水煎和冰糖服。《原色臺灣藥用植物圖鑑(2)》

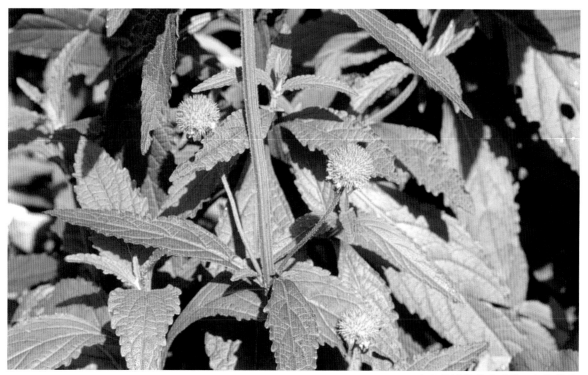

白匇骨消的花已凋謝，即將結果

編 語

❀「匇」字指膨鬆中空之意，而本植物之莖髓部膨鬆中空，又民間俗稱植物之莖為「骨」，再加上其開白花，故名為「白匇骨消」。

仙草 唇形科 Labiatae

學名：*Mesona chinensis* Benth.
別名：涼粉草、仙人草、仙人凍、仙草舅
分布：臺灣全境山區砂質地草叢中
花期：7～10月

【形態】

一年生草本，高可達1公尺，莖上部直立，下部伏地，四稜形。單葉對生，柄長0.2～1.5公分，葉片橢圓形至卵形，長3～7公分，寬1～3公分，基部楔形，先端銳尖，鋸齒緣。輪繖花序多花，組成總狀花序，頂生或生於側枝。花萼鐘形，唇裂，上唇3裂，中裂片最長，下唇船形。花冠筒狀唇形，白色或淡紅色，上唇3裂，中裂片較寬，下唇船形。雄蕊4枚，前對較長，後對花絲近基部具齒狀附屬物。子房深4裂，柱頭2淺裂。小堅果長圓形，黑色。

【藥用】

全草有清熱、解毒、涼血、消暑、止渴之效，治中暑、關節炎、肌肉痛、高血壓、感冒、黃疸、急性腎炎、糖尿病、泄瀉、痢疾、風火牙痛、燒燙傷、丹毒、梅毒、漆過敏等。

【方例】

✤ 解暑熱：涼粉草適量，搗爛水煮，待成黃褐色後，去渣，取汁和米漿煮熱，冷卻成黑色膠狀物，拌以砂糖，代茶飲。《(江西)草藥手冊》

✤ 治糖尿病：鮮涼粉草3兩，水煎代茶飲。《(江西)草藥手冊》

✤ 治痢疾：涼粉草、敗醬草各1兩，水煎服。《福建藥物誌》

✤ 治小兒發育不良：仙草、含殼仔草各2兩，燉雞服用。(作者)

【實用】

本品可製成仙草凍，是熱季清涼食品之一。

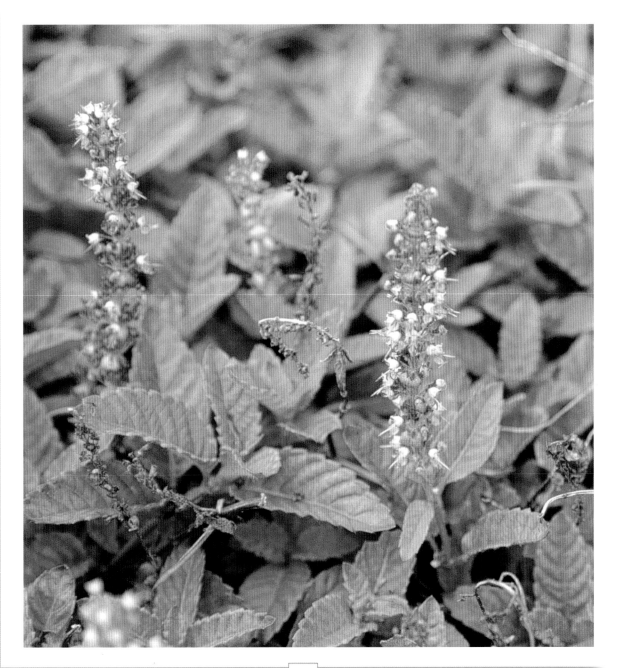

臺灣鄉野藥用植物

貓鬚草 唇形科 Labiatae

學名：*Orthosiphon aristatus* (Blume) Miq.
別名：貓鬚公、腰只草、腎茶、腎菜、化石草、小號化石草、尖葉化石草、石南草
分布：臺灣全境各地可見零星栽培
花期：5～11月

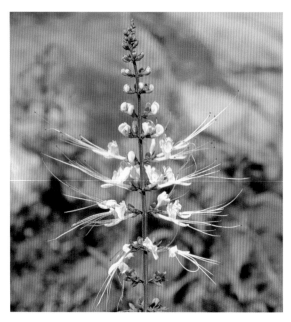

【形態】

　　多年生草本，高60～90公分，莖方形，紫褐色，基部木質化。單葉交互對生，柄長0.5～3公分，葉片卵形、菱狀卵形或卵狀橢圓形，長3～9公分，寬1～4公分，基部楔形，先端漸尖，中上部葉緣呈不規則鋸齒。輪繖花序頂生，呈疏離總狀，長約10公分。花萼鐘狀，長約0.5公分，2唇，上唇寬卵形，下唇具4齒，萼齒三角形。花冠筒狀，白色，2唇，上唇3裂，中裂片凹缺，下唇內凹。雄蕊4枚，伸出花冠筒外甚遠，花藥2室。子房4深裂，花柱底生，長長地伸出花冠筒外。小堅果卵球形，深褐色，具網紋。

【藥用】

　　全草有清熱利濕、通淋排石之效，治腎結石、膀胱結石、腎炎水腫、膀胱炎、風濕性關節炎、高血壓、肝炎、膽囊炎等。（據德國臨床醫師經驗，認為本品用來治療腎臟炎和輕症腎結石最適合）。

【方例】

❀治腎結石、膀胱結石、肝炎：鮮小號化石草110公分，水煎紅糖服：或小號化石草75公分、大號化石草葉15枚，水煎紅糖服。《臺灣植物藥材誌（二）》

❀治高血壓：化石草20公分，水煎代茶飲。《臺灣植物藥材誌（二）》

【實用】

　　可當觀賞植物栽培。莖葉為民間青草茶原料之一。

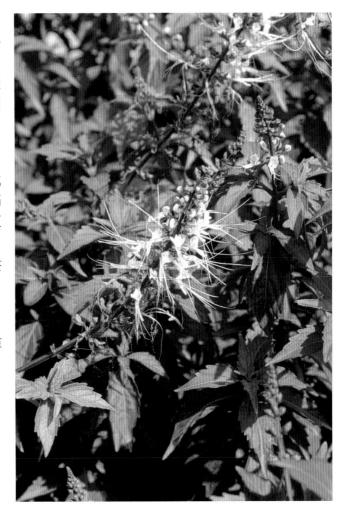

編　語

✾ 本植物依《臺灣植物誌（第2版）》定名為 *Orthosiphon aristatus* (Blume) Miq.，但由於貓鬚草的雄蕊、花柱伸出花冠筒外甚遠，很具特色，與同屬多數植物有別，所以，有些學者主張應將其獨立為另一屬，稱腎茶屬(*Clerodendranthus*)，學名為 *C. spicatus* (Thunb.) C. Y. Wu *ex* H. W. Li。

到手香 唇形科 Labiatae

學名：*Plectranthus amboinicus* (Lour.) Spreng.
別名：倒手香、著手香、左手香、過手香、廣藿香
分布：臺灣全境普見人家栽培
花期：春、秋間

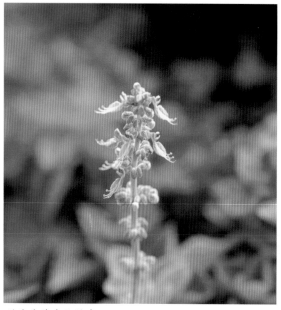

到手香花序之特寫

【形態】

多年生草本，全株被毛，株高30～100公分，具濃郁香氣，多分枝或叢生，基部伏臥，木質化，上部斜生或直立，淡綠色。單葉對生，柄長0.5～4公分，葉片近心形，肥厚肉質狀，長2～5公分，寬1～4公分，基部楔形或心形，先端鈍圓形或突尖，粗鋸齒緣。輪繖花序，花軸長10～30公分，小花多數，輪狀著生。花萼卵形，黃褐色。唇形花冠淡紫色，長0.8～1.2公分。雄蕊4枚，2強，基部聯合成管狀。子房球形，細小，花柱伸出花冠外，柱頭2歧。果實為瘦果。

編 語
✿ 本植物之繁殖可用扦插法，通常以春到秋季為適期。

【藥用】

　　全草有清暑解表、化濕健胃、涼血解毒、消腫止癢之效，治暑濕感冒、發燒、口腔炎、口臭、扁桃腺炎、咽喉腫痛、胸悶氣滯、食積不快、腹痛、腦膜炎、高血壓、嘔吐泄瀉等。外用治火燙傷、癰瘡腫毒、皮膚癢、跌打損傷、蚊蟲咬傷等。

【方例】

🌸治火燙傷所致發燒、皮膚紅腫：到手香鮮葉洗淨，搗汁和蜂蜜服，並取葉渣敷患處。（彰化縣鹿港鎮・黃王玉雪）

🌸治腦膜炎發熱、高血壓：到手香鮮葉洗淨，搗汁和蜂蜜服。《原色臺灣藥用植物圖鑑(5)》

🌸治蚊蟲咬後發炎或癢甚：到手香鮮葉，搗取汁擦患處。《原色臺灣藥用植物圖鑑(5)》

🌸治喉嚨痛：倒手香鮮葉搗汁，含口中徐徐飲下。（雲林縣北港鎮・洪鄭盞）

🌸治頭抽痛（血路不通所引起者）：左手香搗汁，沖正蜜，1次約服1碗，1週3次或1個月3次，中午12點正服用。（澎湖縣藥用植物資源之調查研究）

【實用】

　　可當觀葉盆栽。

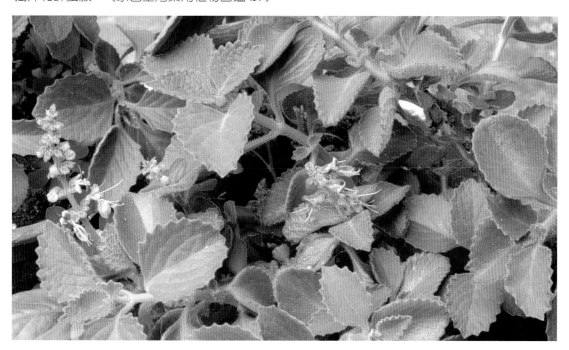

紅絲線 茄科 Solanaceae

學名：*Lycianthes biflora* (Lour.) Bitter
別名：雙花龍葵、十萼茄、血見愁、毛藥、野苦菜、野花毛辣角、耳鈎草、金吊鈕、紅珠草、
　　　紅子仔菜
分布：臺灣全境中、低海拔山區
花期：4～10月

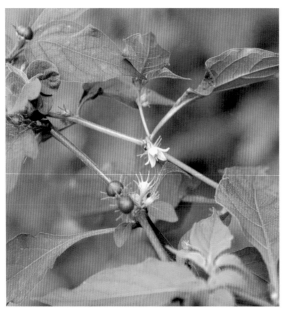

紅絲線開花，同時也結果

【形態】

　　多年生草本，高50～100公分，莖直立，基部
略呈木質化，上部多分枝，全株密被柔毛，幼枝
尤多。單葉互生，柄長0.5～1公分，葉片卵形或
廣卵形，長6～12公分，寬4～8公分，葉基近圓形
而延伸葉柄上，先端漸尖，全緣。花單生或成
對，腋生，梗長0.5～1公分，常稍向下彎曲。花
萼杯形，具10枚線狀齒裂。花冠漏斗形，白色，
直徑約0.8公分，5裂至中部，裂片卵狀三角形。
雄蕊5枚，花藥頂裂。漿果球形，直徑約0.8公
分，熟時鮮紅色，光滑。

【藥用】

全草有清熱解毒、止咳化痰、利濕消腫、補虛之效，治虛勞咳嗽、哮喘、腫毒、疔瘡紅腫、痢疾、熱淋、外傷出血、血崩、消化不良、骨鯁、狂犬病、蛇咬傷等。

【方例】

❀治狂犬咬傷：鮮十萼茄半斤，切碎，炒至黃色，再加酒1斤半煮沸，成人盡量服完為止，其藥渣擦傷口周圍（勿擦傷口）。《常用中草藥彩色圖譜》

❀治支氣管哮喘：紅絲線1～2兩，燉雞服。《福建藥物誌》

❀治火疔：鮮毛藥果葉，捶絨敷患處。《貴州民間藥物》

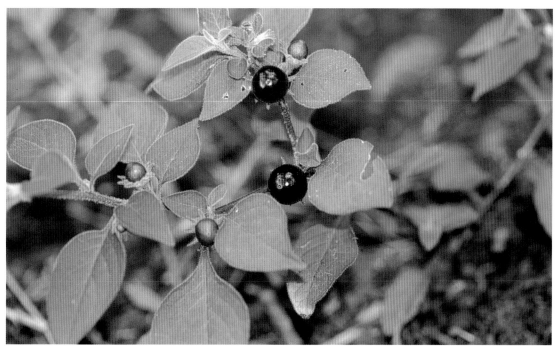

紅絲線漿果成熟時呈鮮紅色

編 語

❀本植物有的學者主張應歸為茄屬(*Solanum*)，又外形與該屬之龍葵酷似，且常見花朵兩兩並開，故又名「雙花龍葵」。

山煙草 茄科 Solanaceae

學名：*Solanum erianthum* D. Don
別名：土煙、樹茄、山番仔煙、蚊仔煙、假煙葉樹、生毛將軍
分布：全島中、低海拔山區
花期：全年

【形態】

灌木至小喬木，高可達4公尺，全株被白色星狀毛，具特殊臭味。單葉互生或近對生，具柄，葉片卵狀披針形或橢圓形，長10～20公分，寬5～10公分，葉基銳形，葉尖銳尖，葉緣為全緣，上下表面密被星狀毛。花序為聚繖花序呈繖房狀排列，頂生，花冠白色，5裂，淺鐘狀。花萼5裂，闊鐘形。雄蕊5枚，著生花冠筒上部，花藥黃色，頂端孔裂。雌蕊1枚，柱頭圓形，子房上位，2室，胚珠多數。漿果球形，熟時黃色，直徑約1公分。種子扁圓形，白色。

【藥用】

莖及根有祛風、除濕、解熱、止痛、強壯之效，治傷風感冒、風濕痛、腰部神經痛、坐骨神經痛、腹痛、疝氣、白帶等。葉治痛風、血崩、牙痛、濕疹、瘰癧、癰瘡等。

【方例】

🌸 治頭部神經痛或頭暈，乃至周身之神經痛：土煙根20～40公分、豨薟15～25公分，水煎服。《臺灣植物藥材誌（一）》

🌸 治久年頭暈、頭痛，屬虛弱者：土煙根40公分，水煎服或燉赤肉食用。《臺灣植物藥材誌（一）》

🌸 治酒後感冒：土煙根40公分，水煎服。《臺灣植物藥材誌（一）》

🌸 治跌打損傷（新、舊傷皆可）：(1)若不喘：土煙鮮葉加半酒水絞汁，取汁並溫熱，內服。(2)若會喘：同(1)再加童尿，內服。（臺中縣霧峰鄉・黃炎菊）

【實用】

早期臺灣鄉間，有取山煙草枝葉燃燒當驅蚊蟲用途，也因此它又被俗稱「蚊仔煙」（臺語）。

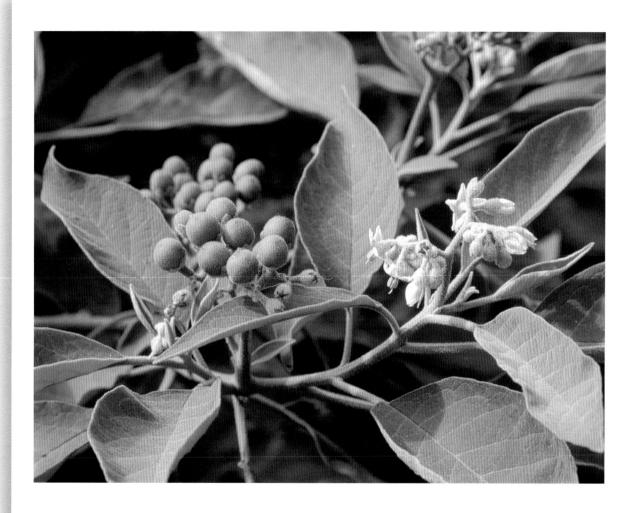

編　語

❋ 本植物據《南方主要有毒植物》記載：「全株有毒，以果最毒。食多量會引起咽喉燒痛、腹痛、嘔吐、眩暈、瞳孔先縮小後散大、痙攣等，宜謹慎小心」。

玉珊瑚 茄科 Solanaceae

學名：*Solanum pseudo-capsicum* L.
別名：瑪瑙珠、冬珊瑚、珊瑚櫻、珊瑚子、琉璃茄、紅珊瑚、吉杏
分布：全島平野至近中海拔山區可見
花期：5～12月

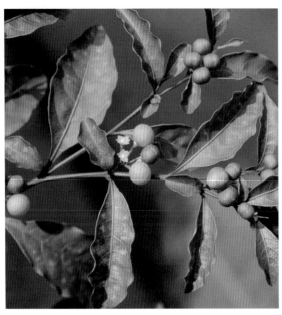
玉珊瑚果實成熟時呈橘黃色

【形態】

多年生小灌木，高50～100公分，全株光滑無毛，莖直立，上部多分枝，枝條節狀稍曲折。單葉互生，常一大一小著生節上，葉片狹長橢圓形至披針形，長2～6公分，寬1～1.5公分，基部漸狹尖成柄，先端鈍或短尖，全緣或微波緣，葉脈兩面隆起，主脈尤明顯。花單生或數朶成簇，與葉對生或節間著生。萼鐘形，5裂，裂片細小，淡綠色。花冠白色，5裂，裂片卵形。雄蕊5枚，花藥黃色。子房上位，2室。漿果球形，直徑約1公分，熟時呈橘黃色。種子多數，盤狀扁平。

【藥用】

根有解毒、活血、止痛之效，治腰肌勞損、閃挫扭傷等。葉可搗敷腫毒。

【方例】

❀ 治癆傷腰痛：珊瑚子根1兩，泡酒半斤，日服2次，每次5錢。《貴州民間藥物》

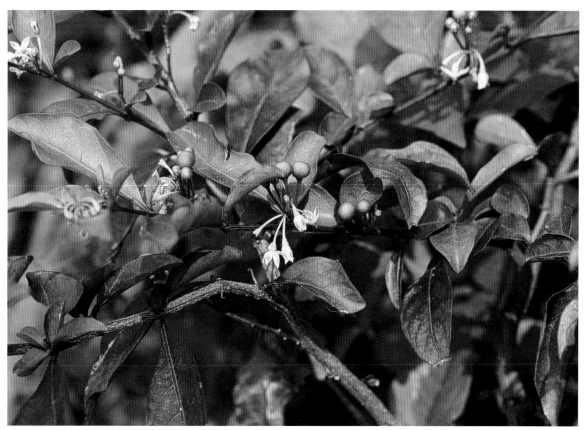

玉珊瑚的花、果期常並存

編　語

❀ 本植物全株有毒，且葉比果實毒性更大，中毒症狀多為頭暈、思睡、噁心、腹痛、瞳孔放大等，故內服時宜慎用。

鈕仔茄 茄科 Solanaceae

學名：*Solanum violaceum* Ortega
別名：柳仔茄、刺柑仔、印度茄、南天茄、天茄子、小顛茄、紫花茄、五宅茄、金鈕頭、
　　　金吊鈕、金扣鈕、金鈕刺、刺天茄、黃水茄、苦果
分布：臺灣全境低海拔山區中
花期：全年

【形態】

　　有刺亞灌木，高1～1.5公尺，多分枝，刺常彎曲，長約0.5公分。單葉互生，葉片卵形，長5～11公分，寬2～8公分，基部鈍形，先端銳形，葉緣分裂或波狀緣，兩面密被星狀毛，沿葉脈具刺。總狀花序腋生，被星狀毛。花萼鐘形，5裂，裂片三角形。花冠白色或藍紫色，直徑約2公分，5裂。雄蕊5枚，花絲甚短，花藥長橢圓形，頂端孔裂。子房卵形，光滑，柱頭頭狀。漿果球形，成熟時橙黃色，直徑約1公分，包裹在展開的宿萼裂片中。種子淡黃色，近盤狀。

【藥用】

　　全草有祛風、清熱、解毒、止痛之效，治喉痛、淋巴結炎、鼻淵、頭痛、牙痛、胃病、跌打損傷、風濕痺痛、癰瘡腫毒等。（本品有毒性記載，宜慎用）。

【方例】

🌸治腹脹、消化不良：天茄子鮮果10個，稀飯送服。《雲南中草藥》

🌸治感冒風熱：鈕仔茄根40公分，酒水各半煎服。《臺灣植物藥材誌（一）》

🌸去眼翳：鈕仔茄根75公分，燉雞蛋服。《臺灣植物藥材誌（一）》

🌸竄筋、散血：鈕仔茄全草75公分、穿山龍110公分，半酒水煎服。《臺灣植物藥材誌（一）》

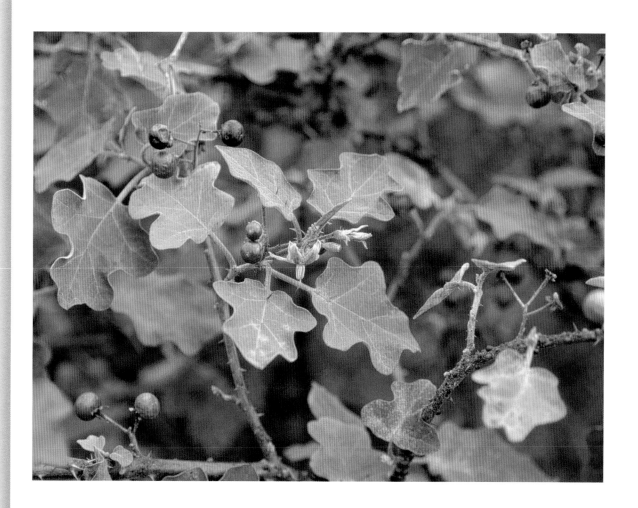

編　語
❀本品在台灣的藥材市場中，常與黃水茄混採混用，功效相當。但二者並不難區別，鈕仔茄的刺
　很多，而且果實多而小；黃水茄多沒刺或很少，果實少而大。

胡麻 胡麻科 Pedaliaceae

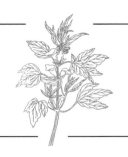

學名：*Sesamum indicum* L.
別名：芝麻、脂麻、烏麻、油麻、巨勝、方莖、狗虱、鴻藏
分布：臺灣中、南部作經濟油料大量栽培
花期：6～8月

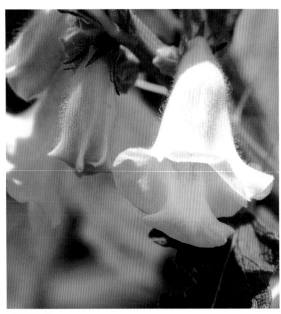

胡麻的花

【形態】

　　一年生草木，高80～150公分，全株被毛，莖直立，四稜形，基部稍木質化。葉形由植株下部至上部變化極大，多近對生，但上部葉互生，具柄。上部葉呈卵形、長圓形或披針形，長5～15公分，寬1～8公分，基部楔形，先端急尖或漸尖，近全緣；中部葉有齒缺；下部葉則呈掌狀3裂。花單生或2～3朵生於葉腋，具短梗。花萼5裂，裂片披針形。花冠筒狀，白色或帶淡藍、紫紅、淡黃，唇形。雄蕊4枚，著生於花冠筒基部，花藥黃色，呈矢形。雌蕊1枚，子房圓錐形，花柱線形，柱頭2歧。蒴果4稜、6稜或8稜，長圓筒狀，長約2.5公分，熟時呈黑褐色。種子多數，卵形，兩側扁平，呈黑色、白色或淡黃色。（胡麻之種子俗稱「芝麻」，其依種子色澤可分黑芝麻、白芝麻、黃芝麻等品種，而臺灣地區只出產黑、白兩種，一般而言，黑芝麻含鈣量較白芝麻高，藥用也以黑芝麻為主）。

【藥用】

　　黑芝麻有補肝腎、潤五臟之效，治腸燥便秘、鬚髮早白、婦人乳少、病後虛弱、肝腎不足、皮膚乾裂等。白芝麻有滑腸、潤燥之效，治便秘、小兒頭瘡等。葉治風寒濕痹、陰部濕癢、崩中、吐血等。花治凍瘡、禿頭等。莖可治氣喘、浮腫、化膿性耳部疾病等。果殼稱芝麻殼，治燙傷、半身不遂等。

【方例】

❀ 補肝腎、健脾胃、強身烏髮，能使白髮變黑：黑芝麻50兩，九蒸九曬，研為末，將大棗150枚去皮核為泥，和芝麻末為丸，每丸3錢，早晚各服1丸，開水送下。《一味中藥巧治病》

❀ 治一切風濕、腰腳疼重，並游風行止不定：胡麻1斤、白朮8兩、威靈仙（酒炒）4兩，共研為末，每早服5錢，白湯調下。《方脈正宗》

❀ 治癧疽：取適量生芝麻洗淨曬乾，炒黃，生熟各半研細末，用適量豬板油調成膏，外敷患處，每日換藥1次。《實用民間土單驗秘方一千首》

【實用】

　　種子主要應用於製油，供作食用油、機械油、肥皂原料油等，製糕餅也少不了它，撒上些許芝麻可使食品更添芳香美味，增進食慾，而榨油所剩之油渣，可當飼料、肥料使用，白芝麻還可製芝麻醬及香油。

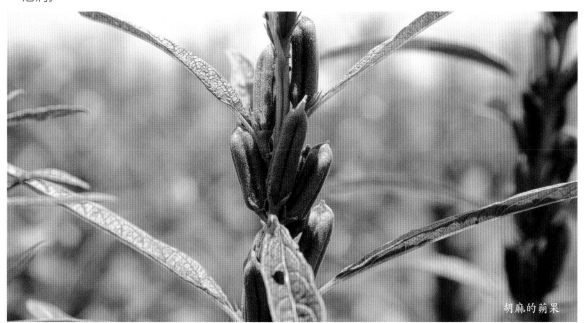

胡麻的蒴果

臺灣鄉野藥用植物

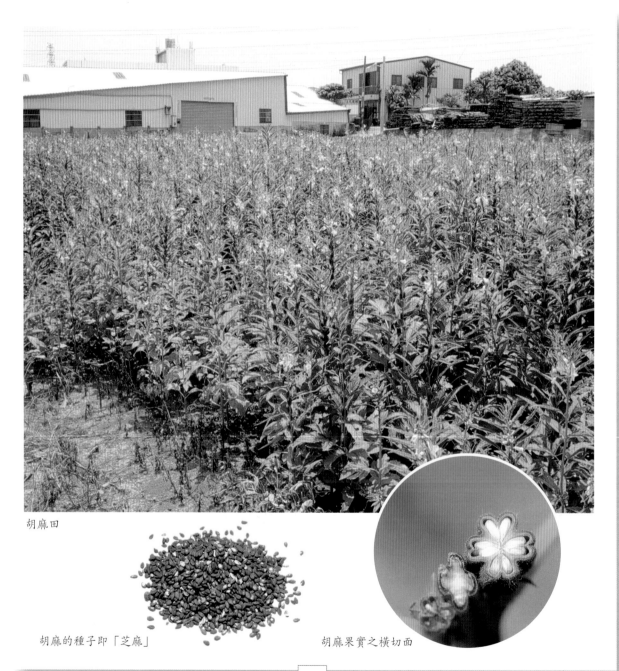

胡麻田

胡麻的種子即「芝麻」

胡麻果實之橫切面

臺灣鄉野藥用植物

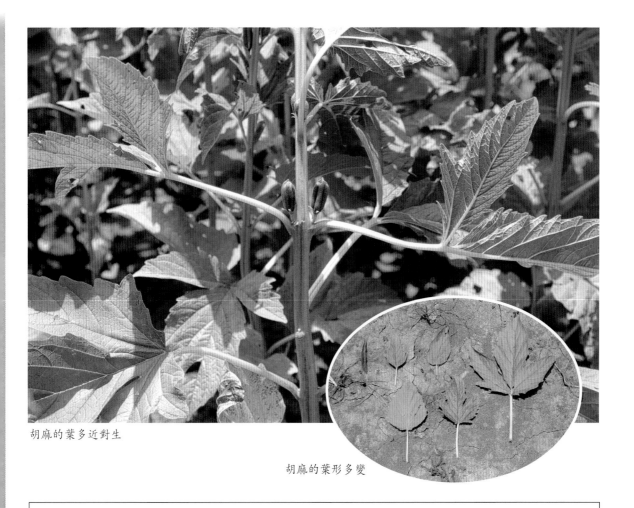

胡麻的葉多近對生

胡麻的葉形多變

編 語

✿ 胡麻名稱之由來，在《本草綱目》中李時珍曰：「按次存中筆談云：胡麻即今油麻，……，漢使張騫始自大宛得油麻種來，故名胡麻」。另外，在《神農本草經》中，將胡麻又稱為「巨勝」，從此歷代學者常誤將「胡麻」、「巨勝」視為兩種不同植物，其論點包括莖形、葉形、果之稜數等差異，這是因為胡麻的形態變化太大，所導致觀察上的錯誤，尤其是葉，全株上部葉常為披針形，中部葉有齒缺，下部葉則呈掌狀3裂。

穿心蓮 爵床科 Acanthaceae

學名：*Andrographis paniculata* (Burm. f.) Nees
別名：苦心蓮、欖核蓮、一見喜、苦草、苦膽草、萬病仙草、
　　　圓錐鬚藥草
分布：臺灣各地多見零星栽培
花期：9～10月

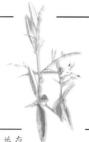

穿心蓮常見花與果實並存

【形態】

　　一年生草本，高50～80公分，莖直立，近方形，多分枝，節處稍膨大。葉對生，葉片長橢圓形至披針形，長3～7公分，寬1～3公分，先端漸尖，基部楔形，葉緣淺波狀或全緣，葉片大小常隨著植株的成長到開花結果，很明顯變得較細小、稀疏，甚至有些皺縮。總狀花序頂生和腋生，集成疏散的圓錐花序，苞片小。花冠白色，唇形，常有淡紫色條紋。花萼5裂。雄蕊2枚，花絲有毛。蒴果長橢圓形，長約1.5公分，寬約0.5公分，成熟時2瓣開裂。種子細小，紅色。

穿心蓮的花開得很茂密

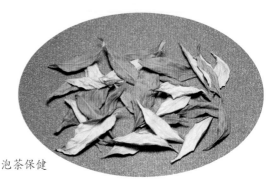

穿心蓮的葉乾燥後，常被用以泡茶保健

【藥用】

全草有清熱解毒、涼血消腫、瀉火燥濕之效，治肺炎、氣管炎、毒蛇咬傷、急性菌痢、腸胃炎、感冒、流行性腦炎、百日咳、肺結核、肺膿瘍、膽囊炎、高血壓、衄血、癰腫瘡癤、燙傷、咽喉腫痛、口臭、濕疹、蛇咬傷等。

【方例】

❀ 治細菌性痢疾、阿米巴痢疾、腸炎：穿心蓮鮮葉10～15片，水煎調蜜服。《福建中草藥》

❀ 治咽喉炎：穿心蓮(鮮)3錢，嚼爛吞服。《江西草藥》

❀ 治口腔炎、扁桃腺炎：一見喜乾葉研末，取1～1.5錢，調蜜，開水送服。《福建中草藥》

❀ 治陰囊濕疹：一見喜粉1兩，甘油加至100毫升，調勻塗患處。《(江西)草藥手冊》

【實用】

園藝栽培供觀賞。

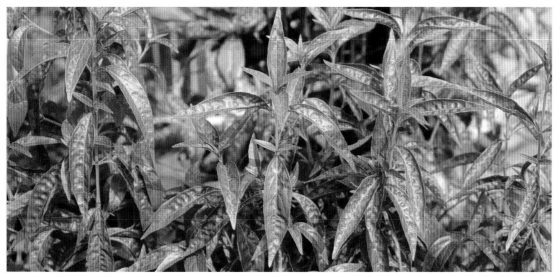

未開花前的穿心蓮植株

編　語

❀ 本植物的莖葉味極苦，故有苦心蓮、苦草、苦膽草等俗名。又穿心蓮在某些研究中，已顯示具消炎、抗菌以及抗病毒的作用，亦有可代用中藥黃連之說，是一極具發展潛力之民間藥。

白鶴靈芝 　爵床科 Acanthaceae

學名：*Rhinacanthus nasutus* (L.) Kurz
別名：仙鶴草、白鶴草、仙鶴靈芝草、癬草、靈芝草、假紅藍
分布：臺灣各地多見零星栽培，但南部有廠商契約大量栽培，以供製健康茶包
花期：夏至秋季

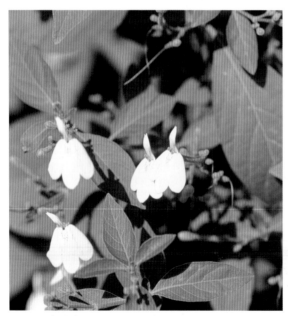

白鶴靈芝的花冠形似白鶴棲息之狀

【形態】

　　灌木，高80～150公分，幼枝具毛。莖圓柱形，被毛，節稍膨大。單葉對生，具短柄，葉片橢圓形，長3～7公分，寬2～3公分，先端稍鈍或尖，基部楔形，全緣，下面葉脈明顯，兩面均被毛。花單生或2～3朵排列成小聚繖花序。花冠呈高腳碟狀，白色，花冠筒長約2公分，上部為2唇形，上唇狹披針形，長約0.8公分，先端微凹，下唇3裂，長約1公分，整個花冠形似白鶴棲息之狀。萼5裂，裂片呈線狀披針形。雄蕊2枚，著生花冠喉部，花藥2室，上下疊置。花盤杯狀，子房下位。蒴果長橢圓形。種子2～4顆，有種鉤。

> 編　語
> ❋近來民間亦流行以本品進行藥浴，一般認為有護膚美容、消除疲勞之效。

【藥用】

　　枝、葉有清熱潤肺、殺蟲止癢之效，治勞嗽、疥癬、濕疹、便秘、高血壓等。

【方例】

❀ 治早期肺結核：鮮白鶴靈芝枝、葉1兩，加冰糖水煎服。《(廣州部隊)常用中草藥手冊》

❀ 治各種體癬、濕疹：鮮白鶴靈芝葉適量，加煤油或75%酒精，共搗爛，塗患處。《(廣州部隊)常用中草藥手冊》

❀ 治心臟病：根或葉約1兩，加豬心燉水服。《臺灣民間藥(2)》

【實用】

　　本品為民間青草茶原料之一。園藝栽培供觀賞。

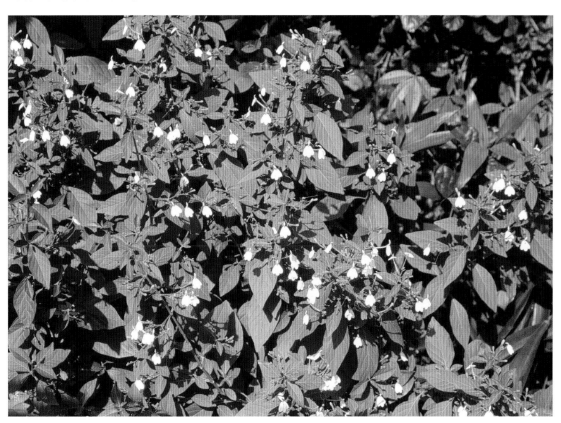

臺灣鄉野藥用植物

消渴草 爵床科 Acanthaceae

學名：*Ruellia tuberosa* L.

別名：三消草、糖尿草、藍蘆莉、塊根蘆莉、南洋蘆莉草、
蘆莉草、觀音莧、琉璃草、紫莉花

分布：臺灣各地散見零星栽培

花期：夏至秋季

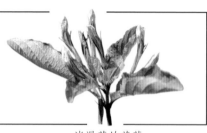

消渴草的花蕾

消渴草開花

【形態】

越年生草本，高20～70公分，全株光滑。莖單一直立，或由基部分生成叢生，節處膨大。單葉對生，柄長1～2公分，葉片長卵形或廣披針形，長7～14公分，寬4～6公分，基部楔形，翅狀延伸成翼柄狀，先端鈍形，微突尖。花序腋生，每個花序含花單一、雙生或3朵簇生。花冠漏斗形，淡紫色，5裂。花萼短筒形，裂片線狀披針形。雄蕊4枚，2強，著生花筒喉部。子房上位，細柱形，綠色，花柱細長，柱頭呈小藥匙形。蒴果長角形柱狀，長約2公分，兩側具縱裂溝，頂端尖，熟時呈褐色。種子約10餘粒，近圓形，略歪基扁平。

【藥用】

　　全草有消炎、止痛、生津、消渴、利尿、解毒之效，治糖尿病、坐骨神經痛、胃潰瘍、尿毒症、牙痛、腎虛耳鳴、腎炎水腫、皮膚發癢、高血壓、咽喉腫痛、尿酸過高、跌打損傷、肝病等。塊根治小兒發育不良。鮮葉外敷治外傷、潰瘡等。

【方例】

❀治糖尿病：消渴草2兩、倒地鈴1兩，合煎水服。（自然保健月刊‧陳丁賀）

❀治四肢無力：消渴草根3兩，馬鞍藤、牛膝各1兩，煎水服。（自然保健月刊‧陳丁賀）

❀治高血壓：消渴草鮮花12朵，水煎加冰糖服。（自然保健月刊‧陳丁賀）

【實用】

　　園藝栽培供觀賞。

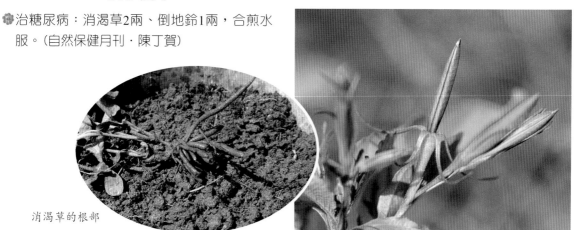

消渴草的根部

消渴草成熟的果實

編　語

✹本植物原產於熱帶美洲，引入臺灣初期取其屬名*Ruellia*之譯音「蘆莉」當名稱，而有藍蘆莉、塊根蘆莉、南洋蘆莉草、蘆莉草等諸名，現在園藝多稱「紫莉花」。

✹「消渴」這名詞源於《素問‧奇病論》，為中醫之病證名，泛指有多飲、多食、多尿症狀的疾病，又分為上消(以口渴欲飲為主要症狀)、中消(以多食善飢為主要症狀)、下消(以多尿、小便混濁為主要症狀)，合稱為「三消」，在現代疾病中，糖尿病是符合消渴症狀的疾病之一，而民間盛行以消渴草來降血糖，消渴草的名稱也因為它的治病用途而得名，又別稱「三消草」或「糖尿草」，其命名原則相同。

列當 列當科 Orobanchaceae

學名：*Orobanche caerulescens* Stephan *ex* Willd.

別名：草蓯蓉、花蓯蓉、兔子拐杖、栗當、兔子腿、獨根草、降魔桿、蒿枝七星、裂馬嘴、紫花列當

分布：臺灣全境海岸邊至高海拔之草生地、砂丘上

花期：3～7月

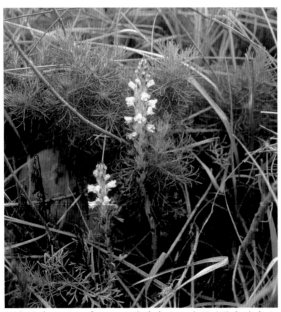

列當為寄生性，其蹤跡必隨著寄主而出現（圖中的寄主為茵陳蒿）

【形態】

寄生草本，高10～40公分，全株被白色絨毛，花序部分較密，根莖肥厚肉質。地上莖粗，單一，直立，深黃褐色。葉鱗片狀，互生，披針形，先端漸尖，長0.8～2公分。穗狀花序頂生，約占莖的三分之一，花多數，排列密集，苞片2枚，卵狀披針形，先端尖銳。花冠藍紫色，下部為筒形，上部稍彎曲，具2唇，上唇寬且2裂，下唇3裂。萼5深裂，萼片披針形，長約為花冠的一半。雄蕊4枚，2強。雌蕊1枚，子房上位，花柱與花冠約等長，柱頭黃色，膨大。蒴果卵狀橢圓形，長約1公分，具多數種子。

【藥用】

　　全草有補腎壯陽、強筋骨、潤腸之效，治腎虛陽萎、腰膝冷痛、筋骨軟弱、遺精、宮冷不孕、膀胱炎、瘧疾、神經錯亂、腸燥便秘、小兒發育不良等。外用治腸炎、小兒久瀉。

【方例】

* 治陽事不興：栗當2斤，搗篩畢，以酒1斗浸，經宿，逐性飲之。《食醫心鏡》
* 治腎虛陽萎、遺精：列當、肉蓯蓉、枸杞子各3錢，水煎服。《寧夏中草藥手冊》
* 治身體虛弱：列當2錢、菟絲子4錢、山藥4錢，水煎服。《山東中草藥手冊》
* 治腎寒腰痛：列當5兩、白酒2斤，裝罈內，燉30分鐘，每晚飯後服一盅。《吉林中草藥》
* 治腸炎、腹瀉：列當全草1兩，水煎半小時，得煎液1000毫升，外用泡腳，每次10分鐘，每日1次。《中藥大辭典》
* 治體虛大便乾燥：列當、火麻仁各3錢，水煎服。《河北中藥手冊》

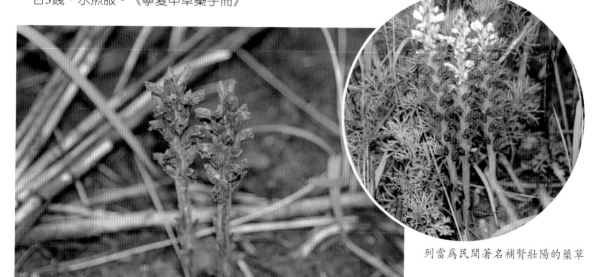

列當隨著寄主的消失而枯萎

列當為民間著名補腎壯陽的藥草

編語

　❋本植物多寄生於菊科蒿屬(*Artemisia*)植物的根上，在臺灣，其對於該屬的茵陳蒿(*A. capillaris* Thunb.)，特別容易寄生。藥用上，需注意本品對陰虛火旺者應慎服。

桔梗 桔梗科 Campanulaceae

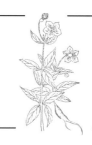

學名：*Platycodon grandiflorum* (Jacq.) A. DC.

別名：苦桔梗、白藥、大藥、符扈、房圖、包袱花、四葉菜、
　　　沙油菜、山鈴鐺花

分布：臺灣各地可見零星栽培

花期：7～9月

【形態】

　　多年生草本，高40～90公分，有白色乳汁，全株光滑，莖直立。根圓柱形，肉質，有時會分枝。葉近於無柄，生於莖中、下部的葉對生或3～4片輪生，莖上部的葉有時為互生，葉片卵狀披針形，長3～6公分，寬1～2.5公分，先端尖，基部楔形，鋸齒緣。花單生於莖頂，或數朵排列成總狀花序。花冠鐘狀，藍紫色，直徑3～5公分，5裂。花萼亦鐘狀，先端5裂。雄蕊5枚，花絲基部變寬，內面有短柔毛。子房下位，5室，柱頭5裂，反捲。蒴果倒卵圓形。種子卵形，有3稜。

桔梗的花極具觀賞價值

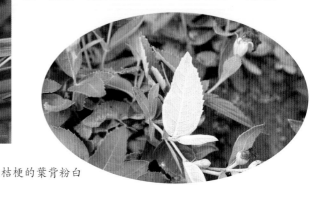

桔梗的葉背粉白

臺灣鄉野藥用植物

【藥用】

　　根有袪痰、排膿、宣肺、散寒之效，治外感咳嗽、咽喉腫痛、咳痰不爽、肺癰吐膿、胸滿脇痛、支氣管炎、腹中冷痛等。根莖稱「桔梗蘆頭」亦有入藥（見方例）。

【方例】

❀ 治吐上膈風熱痰實：桔梗蘆頭生研末，白湯調服1～2錢，探吐。《本草綱目》

❀ 治中風：黃耆4兩（正四川），歸尾、桔梗各2錢，赤芍1錢半，西紅花、桃仁、川芎、地龍、山楂各1錢，以5碗水煎成1碗服用。（1994.2.中國醫藥學院第二屆樂草服務隊‧竹山民間漢方調查成果）

❀ 治肺癰：桔梗3錢、甘草6錢，水煎服。《淄博本草》

❀ 治風熱咳嗽、痰多、咽喉腫痛：桔梗3錢、桑葉5錢、菊花4錢、杏仁2錢、甘草3錢，水煎服。《淄博本草》

【實用】

　　本植物多見園藝觀賞栽培，也是插花的高級花材之一。

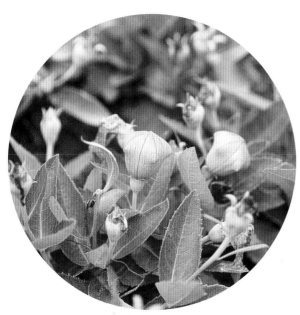

桔梗的花蕾

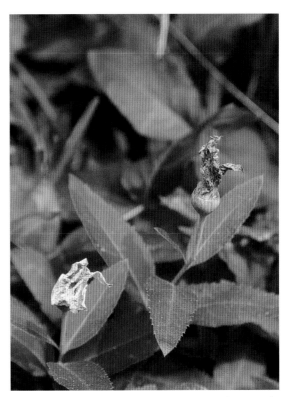

桔梗的初生果實

臺灣鄉野藥用植物

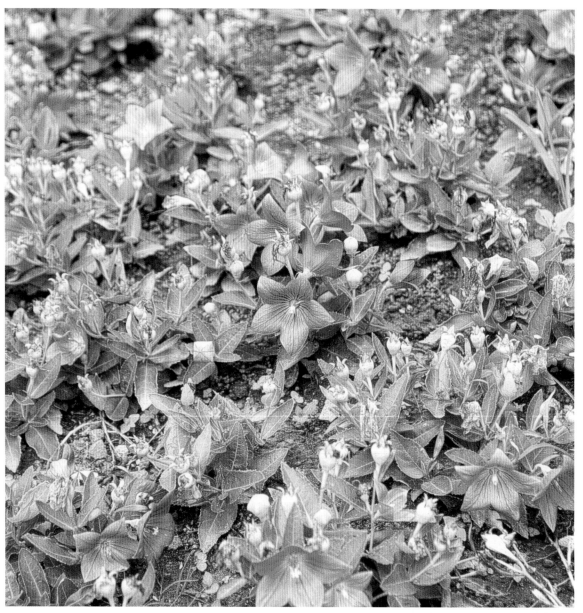

桔梗花壇

臺灣鄉野藥用植物

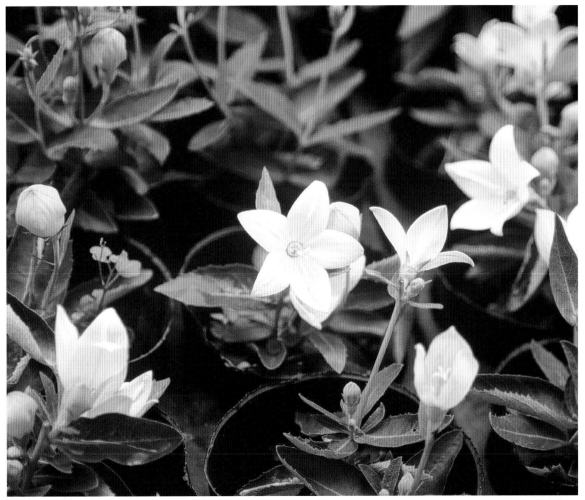

白花的桔梗

編 語
* 中醫認為桔梗「為諸藥之舟楫」，可「載諸藥上浮」，所以若希望藥力能達上焦(指胸膈以上部分，如肺)的方劑，多會加入桔梗，以引藥上行，並可兼顧保肺的作用。又據《本草綱目》所載：「此草之根結實而梗直，故名」。

銅錘玉帶草 桔梗科 Campanulaceae

學名：*Pratia nummularia* (Lam.) A. Br. & Asch.
別名：老鼠拖秤錘、老鼠偷金瓜、普剌特草、珍珠廣、地浮萍、
　　　地茄子草
分布：臺灣全島低至中海拔地區
花期：4～9月

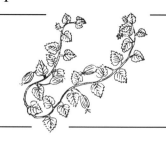

【形態】

　　匍匐性草本，長10～50公分，莖綠色帶紫，具短柔毛，節處能長出不定根。單葉互生，具短柄，長0.3～1公分，葉片心狀卵形或圓形，長1～2.5公分，寬1～2公分，葉基心形，先端銳尖，上下表面被毛，葉緣呈粗鋸齒。花單一，腋生，花梗長1～2公分。花冠白或淡紫色，長約0.6公分。花萼5裂，裂片長約0.3公分，線形，邊緣具2～3齒狀突。雄蕊5枚，長約0.4公分，圍繞花柱，花絲合生，2枚花藥頂端披毛叢。花柱長約0.4公分。果實為漿果，長1～2公分，橢圓形，紫色。種子多數，細小，卵球形。

【藥用】

　　全草有祛風、利濕、消炎、解毒、活血、解熱之效，治胃痛、糖尿病、風濕疼痛、跌打損傷、創傷、咳嗽、目翳、月經不調、子宮脫垂、無名腫毒、乳癰等。果實有固精、順氣、散瘀、消積之效，治遺精、白帶、疝氣、小兒疳積、金創出血等。

【方例】

❀ 治風濕疼痛、月經不調、子宮脫垂：銅錘玉帶草3～5錢，煎水服或配伍用。《雲南中草藥》

❀ 治跌打損傷、骨折：鮮銅錘玉帶草搗爛敷患處。《雲南中草藥》

❀ 治角膜潰瘍：銅錘玉帶草鮮果實取汁點眼。《雲南中草藥》

❀ 降尿酸：鮮銅錘玉帶草適量，絞汁內服。（彰化縣鹿港鎮‧黃文興）

【實用】

　　可栽培供觀賞。

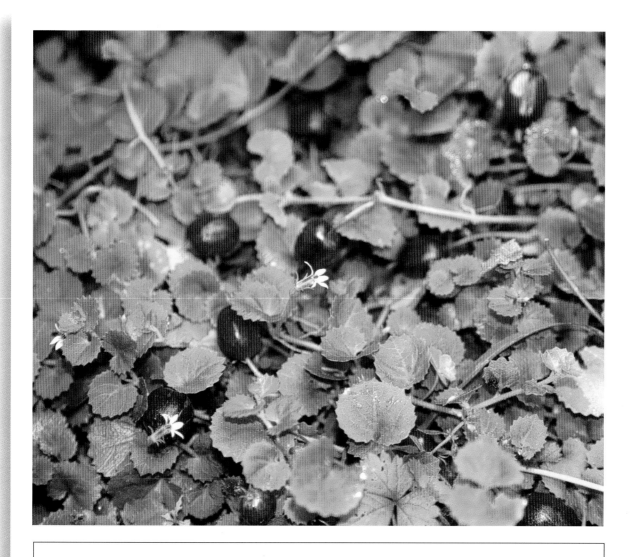

❋本植物在植物學上多習慣稱爲「普刺(ㄌㄚ)特草」，這名字是直接由其屬名*Pratia*所音譯而來
　的，但由於「刺」與「刺」二者字形極爲相近，故常被誤稱爲普「刺(ㄘ丶)」特草，在此特
　別提出說明，請大家注意。

毛蓮菜 菊科 Compositae

學名：*Elephantopus mollis* H. B. K.
別名：白花燈豎杇、大本丁豎杇、地墊頭、地膽草、白花地膽草、毛地膽草、牛舌草
分布：臺灣全境平野至低海拔山區之荒野、路旁
花期：全年

【形態】

多年生草本，高35～120公分，全株密被白色硬毛，莖直立，花期時莖上部叉狀分枝。單葉互生，略具翼柄，葉片長橢圓形，長10～20公分，寬3～7公分，基部漸狹，略抱莖，先端銳尖形，鋸齒緣，兩面被粗毛，莖上葉漸小。頭狀花序排列成疏散總狀，基部具葉狀苞片3枚，廣卵形，先端尖。總苞呈刺狀，花謝後變成褐色。頭狀花序皆由管狀花構成，多數，花冠為白色，長約0.5公分。瘦果被短毛，冠毛4～5枚。

【藥用】

全草或根有清熱解毒、利尿消腫、涼血消炎之效，治感冒發熱、咳嗽、急性扁桃腺炎、咽喉炎、肝病、淋病、腎炎、腳氣水腫、疔瘡癰腫等。

【實用】

嫩苗葉可食用。

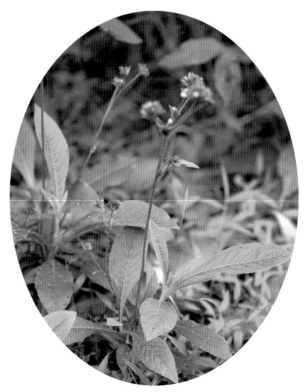

毛蓮菜植株

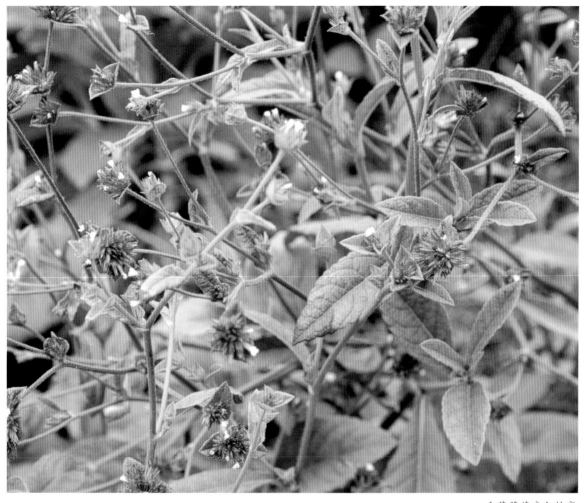
毛蓮菜花序之特寫

鼠麴草 菊科 Compositae

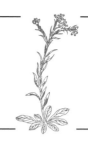

學名：*Gnaphalium luteoalbum* L. subsp. *affine* (D. Don) Koster

別名：清明草、鼠麴、鼠耳草、佛耳草、黃花艾、田艾、艾菜、
綿絮頭草、金沸草、水蟻草、無心草、絨毛草

分布：臺灣全境海拔2000公尺以下農田、路旁、荒廢地，海濱亦可見

花期：全年，2～6月尤盛

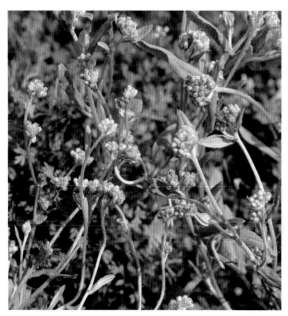

鼠麴草的花序呈黃色

【形態】

　　1～2年生草本，高10～50公分，全株密被白色綿毛，莖直立，通常自基部分枝。葉互生，下部葉匙形，上部葉匙形至線形，全緣，長2～6公分，寬0.3～1公分，基部漸狹抱莖，先端圓鈍具尖頭。頭狀花序頂生，呈繖房狀排列。總苞球狀鐘形，苞片多列，金黃色，乾膜質。花均為管狀花，黃色，但周圍數層是雌花，花冠狹窄如線，花柱較花冠短，中央為兩性花，花管細長，先端5淺裂，雄蕊5枚，柱頭2裂。瘦果橢圓形，冠毛黃白色。

【藥用】

　　全草有化痰、止咳、袪風、除濕、解毒之效，治咳嗽痰多、氣喘、高血壓、感冒風寒、蠶豆病、赤白帶下、癰瘍、陰囊濕癢、蕁麻疹、風濕痺痛、筋骨疼痛、泄瀉、水腫等。

【方例】

❀治感冒、疲倦、勞累：鳳尾草、枸杞葉、鼠麴草3等分，煮水喝。（連江縣藥用植物資源之調查研究）

❀治高血壓：(1)鼠麴草2錢、草決明3錢、夏枯草3錢，水煎服。《青島中草藥手冊》(2)鼠麴草4錢、鈎藤3錢、桑寄生3錢，水煎，日服2次。《沙漠地區藥用植物》

❀治咳嗽痰多：鼠麴草全草5～6錢、冰糖5～6錢，同煎服。《江西民間草藥》

❀治白帶：鼠麴草、鳳尾草、燈芯草各5錢，土牛膝3錢，水煎服。《浙江民間常用草藥》

❀治無名腫痛、對口瘡：鮮鼠麴草1兩，水煎服，另取鮮葉調米飯搗爛敷患處。《福建中草藥》

❀治毒疔初起：鮮鼠麴草合冷飯粒及食鹽少許搗敷。《泉州本草》

❀治筋骨痛、腳膝腫痛、跌打損傷：鼠麴草1～2兩，水煎服。《湖南藥物誌》

【實用】

　嫩莖葉可作糕粿的原料。

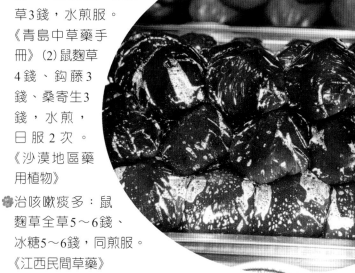

市售的「鼠麴粿」，很受民眾喜愛

　編　語

❀早期農家習慣於清明時節，採本植物的嫩莖葉製糕粿祭祖，故有清明草之俗稱。而製成的粿稱「鼠麴粿」（「麴」字之臺語發音與「殼」同）。

臺灣鄉野藥用植物

鼠麴舅 菊科 Compositae

學名：*Gnaphalium purpureum* L.
別名：匙葉鼠麴草、鼠麴、鼠麴草舅、擬天青地白、清明草
分布：臺灣全境平野至低海拔山區之耕地、路旁、荒野
花期：冬、春間

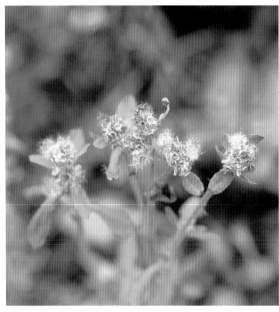
鼠麴舅的果實成熟後，可明顯看見其冠毛

【形態】

　　一年生草本，株高15～35公分，全株密被灰白色絨毛，基部分枝，莖粗肉質。葉互生，無柄，葉片長倒披針形或狹匙形，長1.5～3公分，寬0.5～1.5公分，基部漸狹若翼柄，先端鈍形或突尖，全緣。葉腋多具短枝，葉片較小，莖基生葉蓮座狀。頭狀花序多數，簇生成短穗狀，生莖端或頂生短枝。總苞片線狀長橢圓形，先端尖。花淡褐色。瘦果細小，冠毛於基部相連成環。

【藥用】

　　全草有補脾健胃、祛痰止咳、利濕消腫、固肺降壓之效，治風寒感冒、咳嗽、痰多、哮喘、腹瀉、痢疾、小兒積食、高血壓等。

【方例】 【實用】

🌸 治哮喘、喘咳：鼠麴草舅乾品4兩、豬赤肉4　　嫩莖葉可作糕粿的原料。
　兩或豬排骨半斤，全水燉三支香久，分做三
　次服。《原色臺灣藥用植物圖鑑(5)》

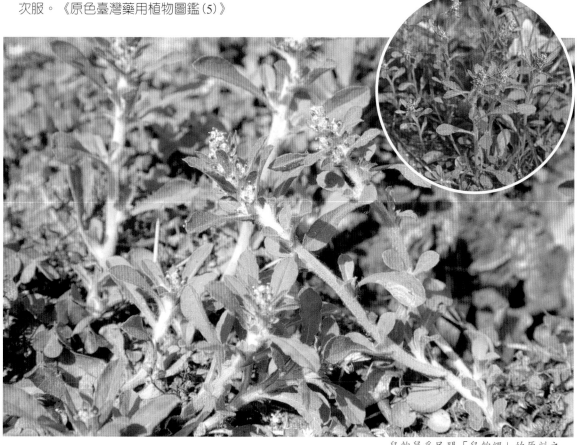

鼠麴舅為民間「鼠麴粿」的原料之一

編　語

❋「鼠麴」本是鼠麴草的簡稱，但由於鼠麴舅和鼠麴草同可供做「鼠麴粿」，故民間亦稱鼠麴舅
　為「鼠麴」。而鼠麴舅也稱清明草，理由同鼠麴草(參見本書第187頁)。

臺灣鄉野藥用植物

銀膠菊 菊科 Compositae

學名：*Parthenium hysterophorus* L.
別名：解熱銀膠菊、後生銀膠菊、野益母艾、假芹
分布：臺灣西部海濱地區及低海拔之荒廢地
花期：6～8月

【形態】

　　一年生草本，高30～150公分，具主根，上部多分枝，被短毛。葉互生，形態及大小變化大，幾無柄，一回羽狀全裂至二回羽裂。頭狀花序多數，形小，直徑約0.4公分，於頂生或側生枝上部排列成聚繖狀。花序外圍有5枚舌狀花，雌性，花冠白色，而中央聚集多數管狀花，兩性，花冠亦白色。總苞蝶形，總苞片雙層，黃綠色，外層5枚，卵形，頂端稍尖，被疏微毛，內層5枚，近圓形，頂端鈍，下凹，被微毛及細條紋。瘦果倒卵形，頂端具乳突，冠毛呈2個短鱗片。

【藥用】

　　全草有活血、消炎、止痛之效，治瘡瘍腫毒、婦科病等。

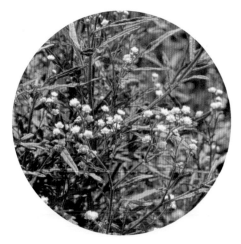

銀膠菊的頭狀花序呈粉膠狀

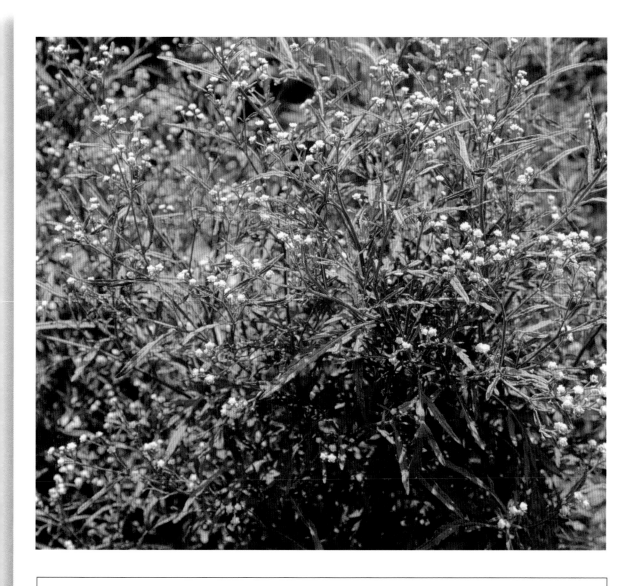

編　語
❋本植物之頭狀花序呈粉膠狀，白色，故名「銀膠菊」。

假吐金菊 菊科 Compositae

學名：*Soliva anthemifolia* (Juss.) R. Br. *ex* Less.
別名：裸柱菊、九龍吐珠、七星菊、七星墜地、大龍珠草
分布：臺灣全境平野、荒廢地或耕地常見
花期：全年

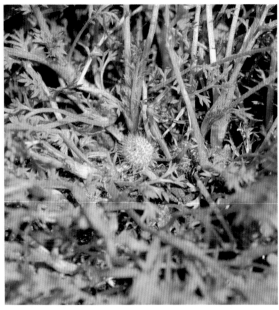
假吐金菊的頭狀花序

【形態】

　　一年生小草本，莖斜倚狀，多分枝，具走莖。葉為不規則的二至三回羽狀深裂，裂片先端銳尖，基部截形，全葉看似匙形，具長柄。頭狀花序無梗，呈盤狀，直徑0.5～1公分，單一或數個簇生於莖節上。花序外圍有數層的雌花，無花冠；中央有少數的兩性花，花冠呈管狀，黃色，長約0.2公分，先端3裂，基部漸狹，常不結實。瘦果黃褐色，扁平，邊緣有翅狀物，花柱宿存。

【藥用】

　　全草有消腫解毒、化氣散結之效，治癰瘡瘤腫、風毒流注、瘰癧、痔瘡發炎等。

【方例】

🌸治風毒流注：鮮裸柱菊適量，米飯少許，共搗爛，外敷。《福建藥物誌》

🌸治痔瘡出血、發炎：裸柱菊、朱蕉、扛板歸、馬齒莧各5錢，水煎服。《福建藥物誌》

🌸治瘰癧初起：鮮裸柱菊1兩，雞蛋1～2枚，水煎服，渣和紅糖少許，搗爛外敷。《福建藥物誌》

【實用】

　　幼苗及嫩莖葉可食。

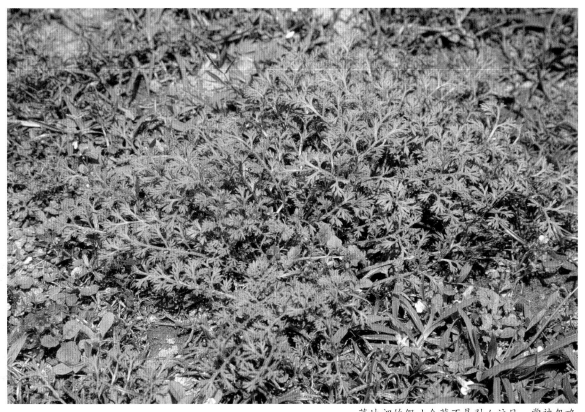

草地裡的假吐金菊不易引人注目，常被忽略

萬壽菊 菊科 Compositae

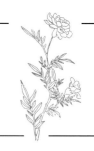

學名：*Tagetes erecta* L.
別名：臭芙蓉、臭菊仔、金花菊、蜂窩菊、金雞菊、黃菊、里苦艾
分布：臺灣各地普見觀賞栽培
花期：全年

【形態】

1年生草本，高約60公分，莖直立，多分枝，全株揉之有腐敗氣味。葉互生或對生，羽狀全裂，裂片披針形，長1～2.5公分，疏鋸齒緣。頭狀花序頂生或腋生，金黃色，直徑約4公分，花梗很長。總苞長橢圓形，上部邊緣具尖銳鋸齒，有腺點。花序外圍為舌狀花，多數，舌片倒卵形，基部收縮成長爪，頂端微彎缺：中央為管狀花，約與冠毛等長，先端具5齒裂。雄蕊5枚。子房下位，1室，柱頭2裂。瘦果線形，黑色，基部縮小，長約1公分，冠毛鱗片狀。

【藥用】

花序有平肝清熱、祛風化痰、祛瘀生新之效，治頭暈目眩、風火眼痛、小兒驚風、感冒咳嗽、百日咳、乳腺炎、腮腺炎、口腔炎、牙痛、咽喉腫痛、閉經、血瘀腹痛、癰瘡腫毒等。葉治癰、瘡、疳、疔、無名腫毒。

【方例】

❀ 治百日咳：蜂窩菊15朵，煎水兌紅糖服。《昆明民間常用草藥》
❀ 治牙痛、目痛：蜂窩菊5錢，水煎服。《昆明民間常用草藥》
❀ 治扁桃腺發炎或化膿：萬壽菊5錢，馬鞭草、山芝麻各3錢，淡竹葉2錢，水煎服。《實用皮膚病性病中草藥彩色圖集》
❀ 治嬰兒臍部紅腫：萬壽菊根適量，水煎熏洗。《實用皮膚病性病中草藥彩色圖集》

【實用】

花序可裹粉油炸食用。

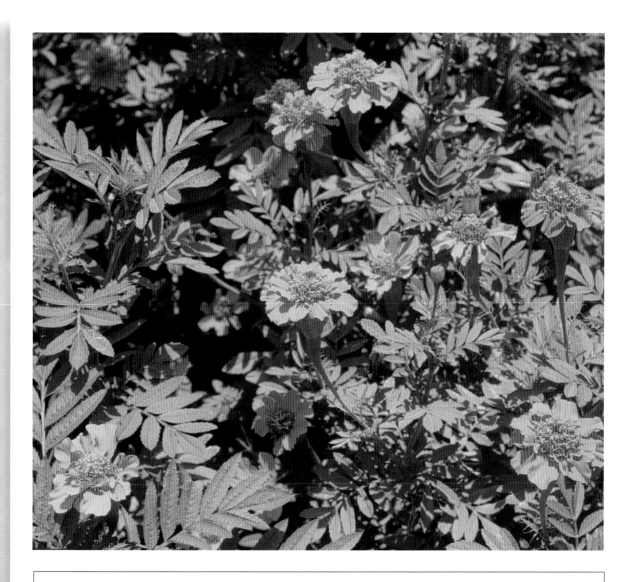

編　語

❋本植物的園藝品種極多，有高性、矮性，花形有單瓣、重瓣，花色有鮮黃、金黃、橙黃等色，
　甚至還有葉片無臭味之品種。

195

五爪金英 菊科 Compositae

學名：*Tithonia diversifolia* (Hemsl.) A. Gray
別名：王爺葵、假向日葵、太陽花、腫柄菊、提湯菊、
　　　菊藷、五爪金鶯
分布：臺灣全島海濱至海拔1000公尺山區
花期：夏、秋間

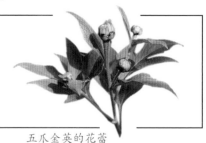
五爪金英的花蕾

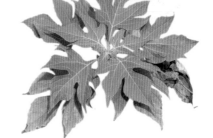

【形態】

　　多年生灌木狀草本，宿根性，高可達3公尺。莖粗壯，由匍匐莖分枝叢生或群生，密生短柔毛。葉互生，柄長5～15公分，葉片卵形或楔形，長10～30公分，寬6～10公分，全緣或3～5裂，先端銳尖或漸尖。頭狀花序大型醒目，直徑8～15公分，頂生或側生。總苞片4層，外層橢圓狀披針形，基部質硬，內層長披針形，頂端鈍形。舌狀花1輪，黃色，舌片長卵狀披針形，先端2歧。管狀花黃色，密集，先端5裂。瘦果長橢圓形，長約0.4公分。

五爪金英亦為蜜源植物之一

看了五爪金英的葉之後，您應該更
可理解其名稱「五爪」的由來

【藥用】

全草有利尿解熱、清肝解毒、消腫止痛之效，治肝炎、黃疸、急性胃腸炎、膀胱炎、青春痘、癰瘡腫毒、糖尿病等。

【方例】

❀ 治肝炎：莖葉1把，水煎加黑糖服。《臺灣民間藥(2)》

❀ 治肉瘤、息瘤、粉瘤：莖葉鮮品一兩半，水100毫升，煮10～20分鐘，煎成80毫升加黑糖服，服用後患者足部有蛻皮現象。《臺灣民間藥(2)》

❀ 治肝癌：五爪金英、豨薟草、小號山葡萄、土牛膝、耳鉤草、馬鞭草、黃水茄、蒼耳根、化石草、大風草、青果根，以上適量，水煎服。《原色臺灣藥用植物圖鑑(3)》

【實用】

全草為市售養肝茶、苦茶之重要組成原料之一。其花大顯眼，亦可供觀賞。

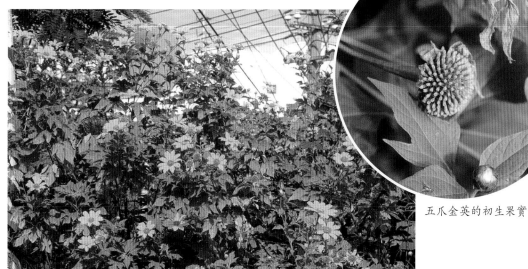

五爪金英的初生果實

五爪金英開花時，很值得觀賞

編　語

❀ 本植物之葉片常3～5裂，且花為金黃色，故名「五爪金英(鶯)」。

臺灣鄉野藥用植物

鹹蝦花 菊科 Compositae

學名：*Vernonia patula* (Dryand.) Merr.
別名：嶺南野菊、柳枝癀、狗仔花、萬重花、大葉鹹蝦花、高山天名精
分布：臺灣全境平地村邊、田埂、路旁的草地上
花期：全年

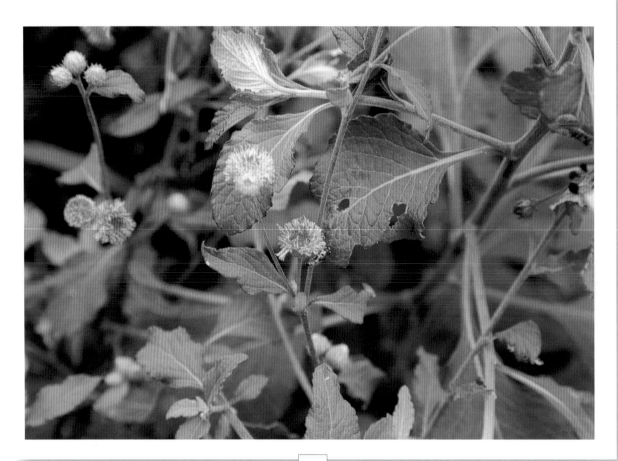

【形態】

1年生直立草本，高20～70公分，稍被灰色柔毛。葉互生，柄長1～2公分，卵形或橢圓狀披針形，淺齒緣，長3.5～6公分，寬2～3.5公分，基部楔形或近圓形，先端短尖。頭狀花序卵形，長約1公分，散生或成對，或排列成具葉的圓錐狀，每個花序約含20～30朵花。總苞扁球形。花均為管狀花，兩性，淡紫紅色，花冠先端5裂，柱頭2裂。瘦果短，長約0.15公分，具4～5稜，冠毛白色。

【藥用】

全草有清熱利濕、散瘀消腫、解毒止瀉之效，治風熱感冒、肝陽頭痛、肝病、腹水、瘧疾、乳腺炎、急性腸胃炎、濕疹、蕁麻疹、痢疾、跌打損傷等。

【方例】

❀ 治熱瀉：狗仔花2兩，水煎服。《廣西中草藥》

❀ 治感冒風熱：狗仔花1兩，山芝麻1兩，水煎，日分2次服。《廣西中草藥》

❀ 治肝陽頭痛：狗仔花3兩，水煎分3次服。《廣西中草藥》

❀ 治子宮癌、鼻咽癌、皮膚癌：柳枝癀2兩5錢，加青殼鴨蛋3個，煎6小時後服。《臺灣民間藥(3)》

❀ 治肺結核：柳枝癀全草1兩，水煎服。《原色臺灣藥用植物圖鑑(1)》

編　語

❀ 臺灣民間著名藥方「五癀湯」，其組成乃由虎咬癀、柳枝癀、茶匙癀、大丁癀、鼠尾癀等藥材各10公分所組成的，此藥方具顯著的消炎作用。上述五種藥材的來源植物皆不只一種，而鹹蝦花即為「柳枝癀」藥材的來源植物之一。

蟛蜞菊 菊科 Compositae

學名：*Wedelia chinensis* (Osbeck) Merr.
別名：黃花蜜菜、蛇舌黃、蜜仔菜、四季春、路邊菊、田烏草、黃花田路草
分布：臺灣全島平地稍濕地、溝旁、田畔等處常群生
花期：5～10月

【形態】

多年生草本，莖細長，匍匐於地上，上部略直立，全株粗澀，節部有不定根。單葉對生，葉片線狀長橢圓形或倒披針形，長2.5～7公分，寬0.8～1.3公分，全緣或鈍鋸齒緣。頭狀花序腋生，單一，直徑2～2.5公分，花序軸長2.5～15公分。總苞長約0.7公分，半球形。舌狀花長橢圓形，雌性，長約1公分，寬約0.3公分，2～3齒裂，黃色。花序中央為管狀花，兩性，花冠長約0.4公分。瘦果倒卵形，具3稜，截頭。

【藥用】

全草有清熱、利尿、活血、消腫、解毒之效，治感冒發熱、肺癆發熱咳嗽、白喉、百日咳、咽喉腫痛、齒齦炎、腹痛、痢疾、肝炎、黃疸、跌打、煩熱不眠等。

【方例】

❀ 勞務內傷：蜜仔菜適量搗汁，再以滾燙之米酒沖服，連續服2～3次。（歐上遠 藥師）

❀ 預防白喉：鮮蟛蜞菊5錢至1兩，水煎服，連服3天。或取鮮蟛蜞菊搗爛絞汁，加相當於藥液四分之一的醋，噴咽或漱口，日1～2次，連用3天。《福建中草藥》

❀ 治白喉：鮮蟛蜞菊2兩、甘草2錢、通草5分，水濃煎服，日1～4劑。另用鮮蟛蜞菊搗爛絞汁，加相當於藥液四分之一的醋，用棉籤蘸藥液塗抹偽膜，日2～3次。《福建中草藥》

【實用】

本品為市售青草茶常用原料之一。

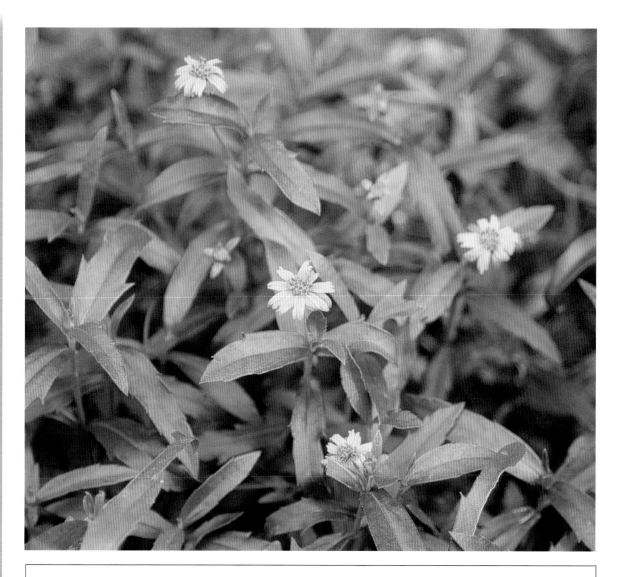

編　語

✿ 在臺灣中藥市場上，常見以本品充當「墨旱蓮」藥材使用，此為誤用。而「墨旱蓮」藥材之正
　確來源應該為菊科的鱧腸(*Eclipta prostrata* L.)。

韭菜 百合科 Liliaceae

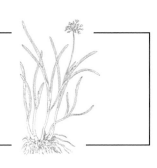

學名：*Allium tuberosum* Rottl. *ex* Spreng.
別名：韮菜、韭、長生韭、起陽草、壯陽草、豐本、懶人菜、扁菜
分布：臺灣全境普遍作蔬菜栽培
花期：7～10月

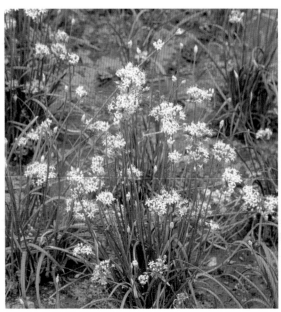

韭菜開花了

【形態】

多年生草本，高20～45公分，具特殊強烈氣味，根莖橫臥，具多數鬚根。鱗莖呈卵狀圓柱形，簇生，外皮黃褐色，網狀纖維質。葉成束基生，長線形，扁平，長15～30公分，寬0.15～0.7公分，先端銳尖，全緣，光滑無毛。花莖三稜形，自葉束中伸出，高30～50公分。繖形花序簇生狀或球狀，頂生，多花。總苞2裂，白色，膜質，比花序短，宿存。花被6片，長0.45～0.7公分，白色，先端漸尖。雄蕊6枚，花藥黃色。雌蕊1枚，子房上位，3室。蒴果倒心狀三稜形，綠色。種子黑色，扁平，略呈半卵圓形，邊緣具稜。

【藥用】

　　葉有補腎、溫中、行氣、散瘀、解毒之效。治腎虛陽萎、噎膈、反胃、胸痺、衄血、吐血、尿血、痢疾、痔瘡、脫肛、消渴、癰瘡腫毒、跌打損傷、裏寒腹痛、蟲蠍螫傷等。種子有補肝腎、暖腰膝、壯陽固精之效，治陽萎夢遺，小便頻數、遺尿、夜尿多、腰膝酸軟疼痛、瀉痢、淋濁、帶下等。根及鱗莖（稱韭根），依《本草綱目》所載：「韭，葉熱根溫，功用相同」。

【方例】

✿治婦人孕吐（害喜）：取新鮮韭葉適量、豬肝1只，兩者混炒食用。（雲林縣北港鎮・洪鄭盞）

✿治產婦乳脹、乳汁過多：取新鮮韭葉適量，炒食或燙食。（作者）

✿治骨折：韭菜切段，酒炒後用紗布包紮敷揉疼痛處。（新竹縣藥用植物資源之調查研究）

✿治神經衰弱：韭菜子、丹參各3錢，茯神、何首烏各4錢，五味子2錢，煎服。《安徽中草藥》

✿治陽萎、精冷、精少：覆盆子、韭菜籽各5兩，炒熟研細混勻，黃酒1500毫升，以上兩藥浸黃酒中7天，每日吃藥酒2次，每次100毫升。《華夏中醫古方偏方集》

✿治蛔蟲腹痛：韭菜根2兩、雞蛋1個，加醋少許，煨水服。《貴州草藥》

【實用】

　　葉為日常生活中常見之蔬菜，採收必須趁其葉尾未枯黃，韭白質細嫩，且未抽苔前進行。而韭菜抽苔含苞待放的花莖，即「韭菜花」，亦供蔬菜使用。至於俗稱的「白韭菜」，可別誤以為是另外的蔬菜品種喔！而是韭菜在栽培期間，搭架覆蓋，加以遮光軟化的，由於缺乏葉綠素，莖葉呈金黃色，故通稱「韭黃」。

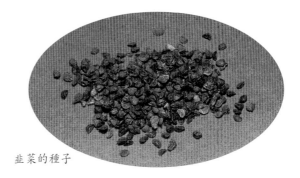

韭菜的種子

編　語

❀依《說文解字》所載：「韭，菜名一種而久者，故謂之韭。象形在一之上，一地也」，可見韭字乃依其為多年久生植物，而讀「久」音，字形則取其葉出地上之象形而成。又韭菜具有強烈的辛香味，民間多認為其能增強性能力，故俗稱「起陽草」、「壯陽草」，為素食者的忌食蔬菜，李時珍則曰：「道家目為五葷之一，謂其能昏人神而動虛陽也」。

黃藥 薯蕷科 Dioscoreaceae

學名：*Dioscorea bulbifera* L.
別名：山芋、土芋、山慈姑、黃獨、金線吊蝦蟆、金線吊蛋、零餘薯、雷公署
分布：臺灣全境郊野至低海拔山區常見自生
花期：7～9月

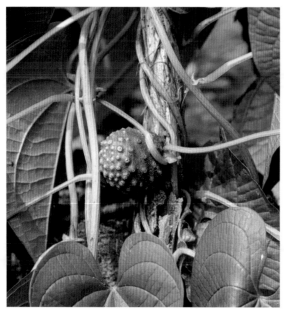

黃藥的葉腋常有卵圓形的珠芽(稱零餘子)

【形態】

多年生宿根性藤本，塊莖卵圓形，表面密生多數細長鬚根，莖圓柱形，左旋。單葉互生，具柄，葉片卵狀心形，長5～10公分，寬4～8公分，基部闊心形，先端漸尖形，全緣，主脈7～9條。葉腋內有卵圓形的珠芽(稱零餘子)，棕黑色，大小不一，表面密生疣點。花單性，雌雄異株。雄花序呈穗狀下垂，1～3穗腋生，少數呈圓錐形，長5～15公分。雌花序具1～5個穗狀花序，呈密緻狀排列，長10～20公分。蒴果長橢圓形，長1.5～2.5公分，寬1～1.5公分，散佈棕色斑點。種子深褐色，具翅。

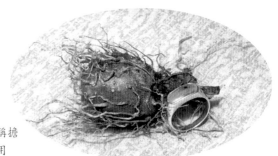

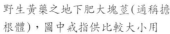

野生黃藥之地下肥大塊莖(通稱擔根體)，圖中戒指供比較大小用

【藥用】

地下肥大的塊莖（通稱擔根體），藥材名稱「黃藥子」，有涼血、止血、消癭、降火、解毒之效，治咽喉腫痛、吐血、衄血、癭氣、癰瘡腫毒、瘰癧、腰酸背痛、肺熱咳喘、百日咳等，而現代醫家常取黃藥子解毒消癭、化痰散結之功，來治療各種甲狀腺疾病（屬癭瘤的範疇），效果顯著。珠芽功效同於塊莖。

【方例】

* 治百日咳：黃獨零餘子3～5錢，水煎，加冰糖服。《浙江藥用植物誌》
* 治瘰癧：黃獨鮮塊莖2～3兩、鴨蛋1枚，水煎，調些酒服。《福建中草藥》
* 治睪丸炎：黃獨根3～5錢、豬瘦肉4兩，水燉，服湯食肉，每日1劑。《江西草藥》
* 治腹瀉：黃藥子研末，每次1錢，開水吞服。《貴州草藥》

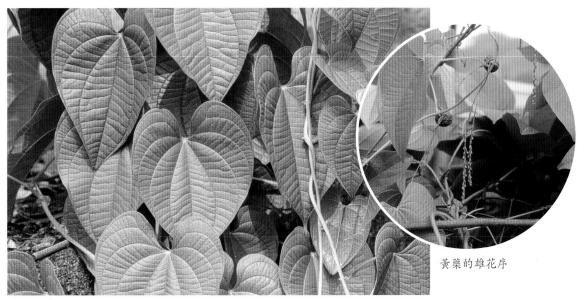

黃藥的雄花序

黃藥的葉片呈卵狀心形

編 語

❀ 本植物雖屬於薯蕷屬(*Dioscorea*)，為山藥家族之一員，但其塊莖略具苦味，且曾有毒性之報導，不宜供食用。

紅苞鴨跖草　鴨跖草科 Commelinaceae

學名： *Zebrina pendula* Schnizl.
別名：假金線蓮、時線蓮、紅竹仔菜、吊竹草、吊竹梅、紅鴨跖草、紅舌草、紫背金牛、
　　　花葉竹夾菜、鳳眼草
分布：臺灣各地零星栽培，低海拔山區之溪邊、路旁陰濕地偶見
花期：全年

【形態】

多年生草本，長約1公尺，莖稍柔弱，半肉質，多分枝，垂懸或披散。單葉互生，無柄，葉片橢圓狀卵形，長3～7公分，寬1.5～3公分，先端漸尖，基部鞘狀抱莖，全緣，上表面紫綠色染以銀白色，中部和邊緣有紫色條紋，下表面紫紅色。花聚生於一大一小之葉狀苞內。萼片3枚，合生成圓柱形管狀。花冠管白色，纖弱，裂片3枚，玫瑰色，長約0.3公分。雄蕊6枚，著生於花冠管之喉部。子房3室，花柱絲狀，柱頭頭狀。果實為蒴果。

【藥用】

全草有清熱、解毒、涼血、止血、利濕之效，治水腫、小便不利、發熱、咳嗽、吐血、淋病、白帶、痢疾、癰瘡腫毒、咽喉痛、目赤腫痛、跌打損傷、燒燙傷、蛇咬傷等。

【方例】

❀治泌尿系統感染：鮮吊竹梅4錢、十大功勞根5錢，水煎服。《福建藥物誌》

❀治慢性痢疾：鮮吊竹梅2～3兩、白米1兩，同炒至半成炭為度，水煎服。《福建中草藥》

❀治咳血：花葉竹夾菜1兩、枇杷葉（去毛）5錢，水煎服。《廣西民間常用中草藥手冊》

❀治蛇咬傷：鮮吊竹梅1～2兩，搗絞汁沖酒內服，渣敷患處。《泉州本草》

【實用】

園藝栽培供觀賞。

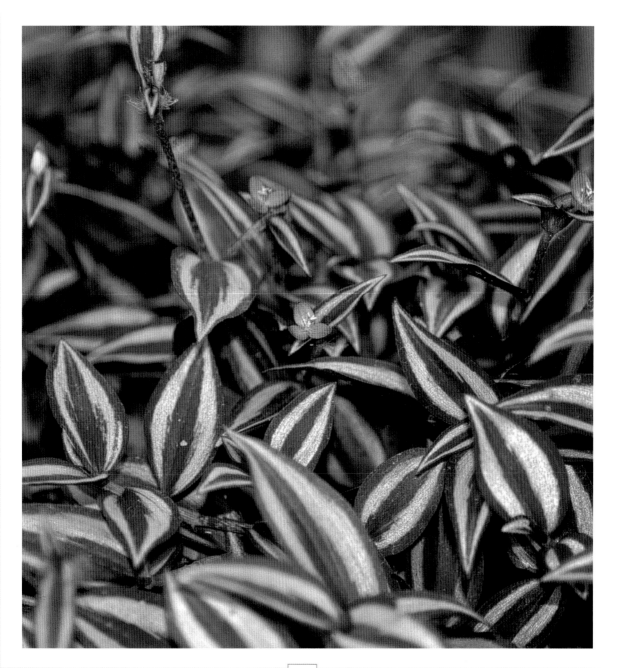

臺灣鄉野藥用植物

蒺藜草 禾本科 Gramineae

學名：*Cenchrus echinatus* L.
別名：刺殼草、刺仔草
分布：臺灣各地郊野路旁及濱海砂地常見
花期：5～10月

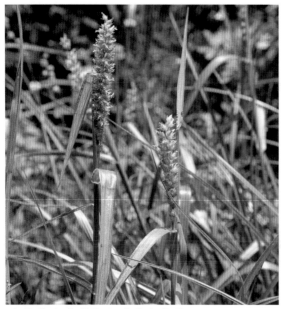

蒺藜草為臺灣鄉野常見之雜草

【形態】

　　一年生草本，稈高約50公分，稍扁壓狀，基部膝曲，常長不定根。葉片條形，粗糙，長6～20公分，寬0.3～0.8公分。葉鞘具稜脊，基部重疊。葉舌長約0.1公分，為一圈纖毛所成。總狀花序單生，但形似穗狀，長5～10公分，中軸粗糙。小穗長約0.6公分，橢圓形，先端銳尖，由一刺殼物(稱刺苞)所包圍，殼基部截形，刺殼體長約0.6公分，被細毛，外被細長剛毛。外穎狹長，單脈。內穎約為上位外稃的2/3～3/4長，上位和下位外稃稍不等長。

【藥用】

　　全草有解熱、利尿之效，治小便不利、中暑等。(臺灣)。

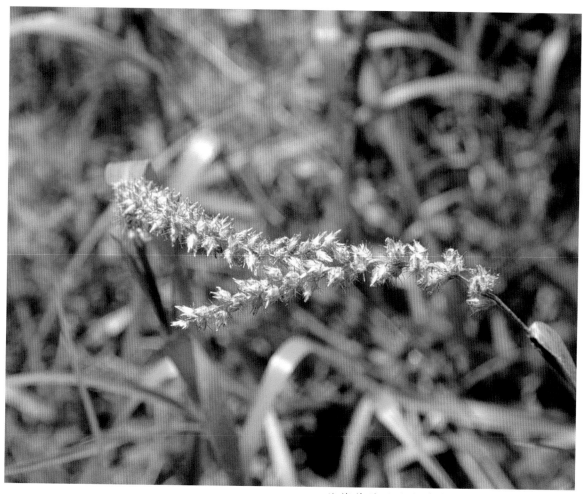

蒺藜草的果穗或花序常因刺苞而彼此相黏

編　語

✽本品入藥宜去刺苞，以免造成物理性傷害。

臺灣鄉野藥用植物

牛筋草 禾本科 Gramineae

學名：*Eleusine indica* (L.) Gaertner
別名：牛頓棕、牛頓草、蟋蟀草、扁草、萬斤草、千金草、野雞爪、鴨腳草、鵝掌草、稷子草、千人拔、尺盆草、路邊草
分布：臺灣全境平野草地、空墟地、農園或路旁
花期：5～10月

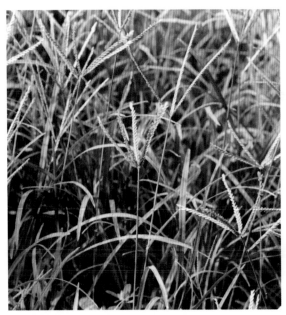

牛筋草不開花，您可能很難察覺到它喔！

【形態】

　　一年生草本，高15～90公分，鬚根多數，稈叢生，基部膝曲，直立。葉鞘包稈，被疏毛，鞘口具柔毛。葉舌長約0.1公分。葉片帶狀扁平，長10～15公分，寬約0.4公分，全緣。穗狀花序指狀，2～5個分叉排列於稈頂，每個長3～10公分，寬約0.4公分。穎披針形，具脊，第1穎長0.1～0.2公分，第2穎長0.2～0.3公分。第1外稃長約0.35公分，卵形，脊背具狹翼。內稃短於外稃，具2脊，脊背亦具狹翼。穎果長約0.15公分，卵形，橫斷面三角形，具明顯波狀皺紋。

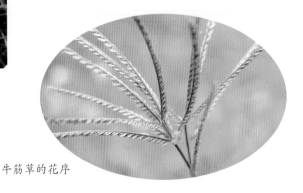

牛筋草的花序

【藥用】

全草或根有清熱利尿、化瘀解毒、涼血止血之效，治傷暑發熱、黃疸、肝炎、肝硬化、風熱目痛、高血壓、尿道炎、小便不利、尿黃短赤、尿血、便血、衄血、淋病、痢疾、遺精、小兒急驚、勞傷、腦膜炎、腦脊髓炎、瘡瘍腫毒、跌打損傷、風濕性關節炎。

【方例】

❀ 治急性肝炎：黃花蜜菜、牛頓草根、一支香、豨薟，水煎服。(桃園縣藥用植物資源之調查研究)

❀ 治高熱、抽筋神昏：鮮牛筋草4兩，水3碗，燉1碗，食鹽少許，12小時內服盡。《閩東本草》

❀ 治乙型腦炎：牛筋草1兩、大青葉3錢、鮮蘆根5錢，煎水取汁，日服1次，連服3～5天為1療程。《湖北中草藥誌》

❀ 治淋濁：牛筋草、金絲草、狗尾草各5錢，水煎服。《福建藥物誌》

❀ 治睪丸炎：(1)牛筋草、苦蘵各1兩，水煎服。(2)鮮牛筋草根、莖4兩，荔枝核10個，水煎服。《福建藥物誌》

❀ 治乳癰：牛筋草1兩、青皮3錢，水煎服。《湖北中草藥誌》

❀ 治高血壓：(1)牛頓棕、咸豐草、水芹菜各1兩，水煎服。(2)牛頓草、菜瓜根各1兩，蛇總管5錢，水煎服。(3)牛頓棕全草2兩，水煎服。《原色臺灣藥用植物圖鑑(5)》

【實用】

為市售青草茶原料之一。

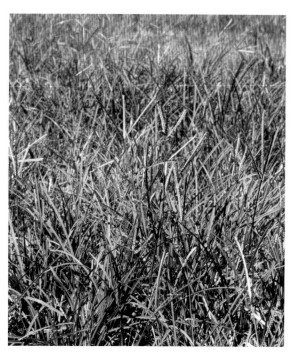

草叢中的牛筋草常被視為無用之雜草

編　語

❀ 本植物之莖柔韌，拔之不易斷，很難剔除，故有「牛筋」之名。

金絲草 禾本科 Gramineae

學名：*Pogonatherum crinitum* (Thunb.) Kunth
別名：筆仔草、筆毛草、文筆草、黃毛草、金黃草、牛尾草、猴毛草、眉毛草、竹葉草、馬鞍草
分布：臺灣全境平原坡地及低山丘陵地
花期：5～9月

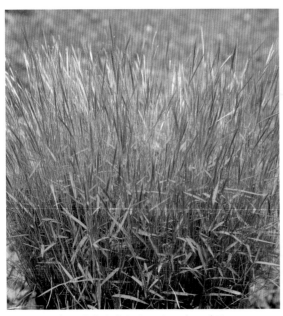

許多金絲草的花序聚集起來，也很有可看性喔！

【 形 態 】

多年生草本，高10～30公分，稈直立，纖細，叢生。葉片線狀披針形，平行脈，長3～4公分，寬約0.25公分，具葉舌。穗狀花序單生於主稈和分枝的頂端，長1.5～3公分，穗軸纖細，軸關節處被毛。小穗成對，兩型，有柄小穗小於無柄小穗，兩者均具芒。穎紙質，第1外穎截頭，先端撕裂狀，具2條脈紋，不具芒，而內穎具長芒，有1條脈。外稃紙質，下位外稃為長橢圓狀披針形，脈不明顯，先端分2叉，其內稃缺如；上位外稃與下位外稃等長，具一長芒，其內稃膜質，絲狀。雄蕊1枚。花柱2枚。

【藥用】

　　全草有清熱、解毒、利尿、涼血、止血之效，治熱病煩渴、感冒發熱、中暑、小便不利、尿血、吐血、衄血、咳血、血崩、糖尿病、肝炎、黃疸、水腫、淋濁帶下、瀉痢、疔瘡癰腫等。

【方例】

❀ 治發熱口渴、泄瀉、熱淋、血淋：鮮金絲草2～4兩，煎湯內服。《閩東本草》

❀ 治白帶：金絲草1兩、銀杏14枚，水酌量煎服。《閩東本草》

❀ 治小兒疳熱：金絲草、海金沙各5錢、竹茹3錢、鈎藤1錢，水煎服。《福建藥物誌》

❀ 治黃疸型肝炎：金絲草1兩、龍膽草、梔子各5錢，水煎服。《福建藥物誌》

❀ 治尿路感染：金絲草、海金沙各5錢，水煎服。《福建藥物誌》

❀ 治小兒煩熱不解：金絲草1兩，酌加開水燉服。《福建民間草藥》

❀ 治糖尿病：金絲草2兩、白果12枚，酌加水煎服。《福建民間草藥》

【實用】

　　本品為民間青草茶原料之一。

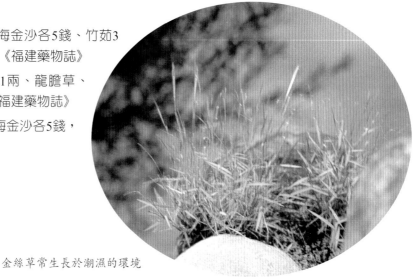

金絲草常生長於潮濕的環境

編　語

❀ 本植物的草莖纖細，色金黃，故名金絲草、黃毛草、金黃草。穗狀花序生於枝端，似筆毛，又名筆仔草、筆毛草。

颱風草 禾本科 Gramineae

學名：*Setaria palmifolia* (Koen.) Stapf
別名：棕葉狗尾草、棕茅、棕葉草、風颱草、大風草、竹頭草、苓草、澀船草、褶葉野稗
分布：臺灣各地郊野、山坡或低海拔林下常見
花期：8～10月

【形態】

多年生草本，稈高50～100公分，叢生，根莖短。葉片披針形，長達45公分，寬4～8公分，摺皺，下表面疏被毛。葉鞘具稜脊，被剛毛。葉舌長約0.2公分，為一圈毛所成。圓錐花序疏鬆，長達40公分，中軸近無毛，小穗長約0.4公分。穎與下位外稃具有透明膜質邊緣。外穎為小穗的1/3～1/2長，卵形，3～5條脈；內穎為小穗的1/2長，卵形，5～7條脈。下位外稃具5條脈，漸尖形，具尖突；下位內稃透明。穎果橢圓狀球形或卵狀球形，稍扁，種臍點狀。

【藥用】

全草有益氣、固脫、利尿之效，治脫肛、子宮下垂、關節炎等。

【方例】

✿治眼茫霧：風颱草5兩，半酒水燉赤肉服。
《原色臺灣藥用植物圖鑑(2)》

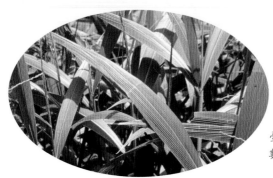

臺灣民間相傳觀察颱風草葉面褶紋(箭頭處)的位置及數目，能預測當年颱風可能來臨的時間及次數

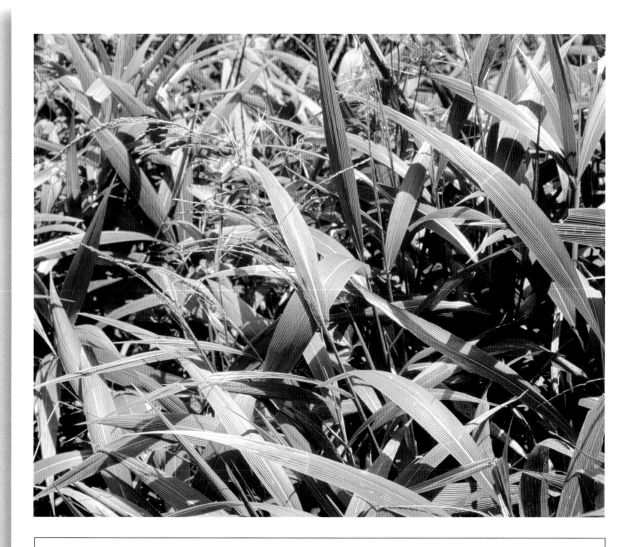

編　語

❊本植物葉面常見橫斷之褶紋，臺灣民間相傳依其褶紋之位置及數目，能預測當年颱風可能來臨
之時間及次數，故名「颱風草」，又臺語稱颱風為「風颱」，所以，鄉間民眾多稱其為「風颱草」
（臺語）。

水芙蓉 天南星科 Araceae

學名：*Pistia stratiotes* L.
別名：大萍、大藻、浮水蓮花、水蓮、母豬蓮、水浮蓮、水葫蘆、大藻、水浮萍、大浮萍、
　　　水白菜
分布：臺灣全境水田、水溝或泥沼中，常見成群生長
花期：5～11月

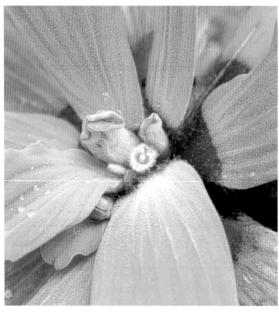

水芙蓉的花

【形態】

　　水生飄浮草本，根多數懸垂成束，主莖短，
匍匐莖隨處分生繁殖小株。葉簇生成蓮座狀，葉
片倒三角形、扇形或倒卵狀楔形，長3～10公分，
寬2～6公分，基部楔形，先端鈍狀或渾圓，微波
狀，兩面被毛，基部尤為濃密。佛焰花苞淡綠
色，較肉穗花序為長，花單性同株。雄花生於花
序軸上部，無柄，有2～8朵；雌花生於下部，單
一。雄花有雄蕊2枚，彼此合生成柱，花藥2室。
雌花子房1室，胚珠多數，柱頭球形。漿果小，卵
圓形。種子圓柱形。

【藥用】

　　全草有疏風透疹、利尿除濕、涼血活血、解毒消腫之效，治風熱感冒、小便不利、水腫、麻疹不透、蕁麻疹、濕疹、汗斑、血熱膚癢、風濕痛、跌打損傷、痔瘡、月經不調、無名腫毒、丹毒等。根有小毒，具緩瀉作用。

【方例】

❀治濕瘡：大漂3兩，焙乾研末，煉蜜為丸服。《(江西)草藥手冊》

❀治蕁麻疹：水浮蓮、亞麻仁、皂角刺、白蒺藜、海桐皮各4錢，水煎服。《四川中藥誌》

❀治跌打傷腫：鮮大浮萍，酌加冰糖搗爛，加熱外敷。《福建民間草藥》

【實用】

　　園藝觀賞栽培。昔日民間作豬飼料。

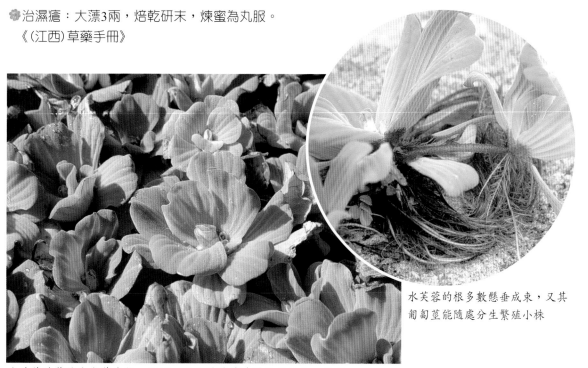

水芙蓉的根多數懸垂成束，又其匍匐莖能隨處分生繁殖小株

水芙蓉的葉簇生成蓮座狀，酷似一朵朵的芙蓉花漂於水面上，故名

編　語

❀本植物如浮萍科(Lemnaceae)植物飄浮於水面而生，故得「萍」之諸名。

臺灣鄉野藥用植物

香蒲 香蒲科 Typhaceae

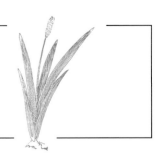

學名：*Typha orientalis* Presl
別名：水蠟燭、毛蠟燭、蒲、甘蒲、蒲黃草、蒲包草、東方香蒲
分布：臺灣全島池塘、沼澤地
花期：6～12月

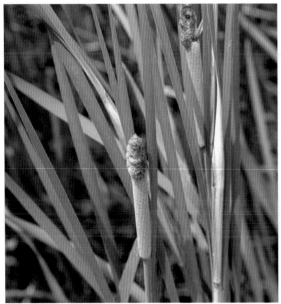

香蒲的花序中，雄花序位於上部，而雌花序位於下部

【形態】

　　多年生草本，水生，株高100～150公分，根莖匍匐，白色，具鬚根，莖直立，平滑，圓柱形，綠色，硬質。葉片狹長線形，向頂端漸尖，長50～100公分，寬約1公分，側面凸起，具明顯葉鞘。穗狀花序頂生，花單性，雄花序位於上部，而雌花序位於下部，雌雄花序緊密相連。雄花基部具葉狀苞片，或偶於中間部分具葉狀苞片，但雌花無苞片。子房1室著生於絲狀柄上，基部被毛，花柱纖細，成熟時脫落。果實鐘形，微小，果穗直立，長7～10公分，長橢圓形。

【藥用】

花粉稱「蒲黃」，為袪瘀、止血藥，用於產後血瘀、小腹疼痛、惡露不下、跌打損傷、尿血、小便不利、便血等，蒲黃經炒炭後，止血功能增強，故臨床對蒲黃的使用，以炒黑治各種出血症，要行血袪瘀則生用。全草可治小便不利、乳癰等。果穗稱「蒲棒」(以其絨毛入藥)治外傷出血。帶有部分嫩莖的根莖稱「蒲蒻」，有利水消腫、清熱涼血之效，能治孕婦勞熱、胎動下血、消渴、熱痢、淋病、白帶、水腫、瘰癧等。

【方例】

🌺治瘰癧、甲狀腺腫大、尿道炎：蒲包草根5錢，水煎服。《上海常用中草藥》

🌺治脫肛：蒲黃2兩，以豬脂和敷肛上，納之。《備急千金要方》

🌺治丈夫陰下濕癢：蒲黃末敷之。《備急千金要方》

【實用】

庭園栽培供觀賞。果穗為優良之插花材料。嫩芽切絲可炒食，花粉可生食或炒食。葉可編織成蒲扇、蒲蓆、蒲墊、蒲簍等日用品。果實的長毛多，可收集作充填物應用，稱「蒲絨」。根莖含有芳香油，能作香料。

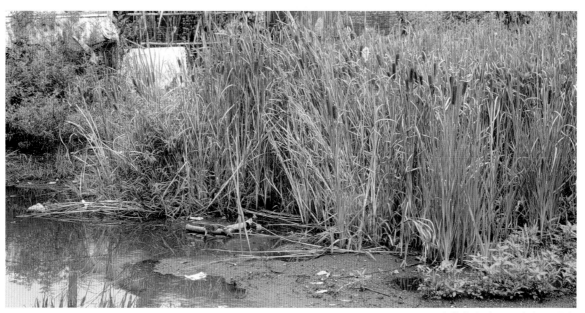

香蒲常生長於池塘或沼澤地

臺灣鄉野藥用植物

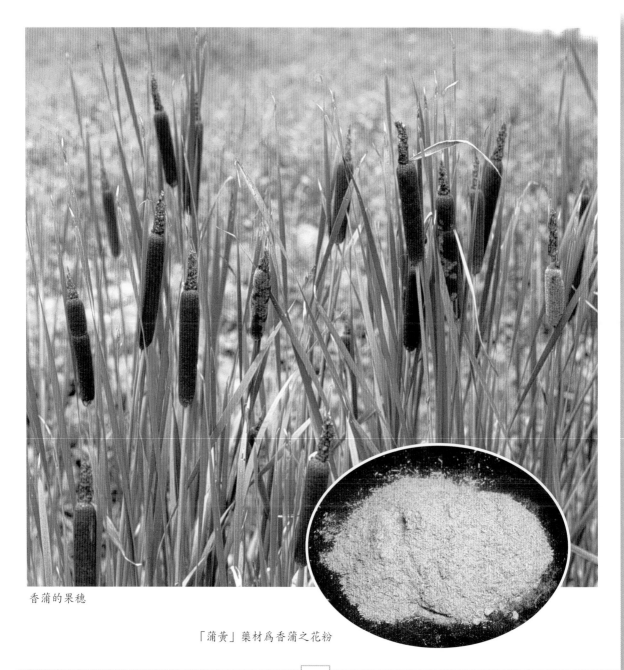

香蒲的果穗

「蒲黃」藥材為香蒲之花粉

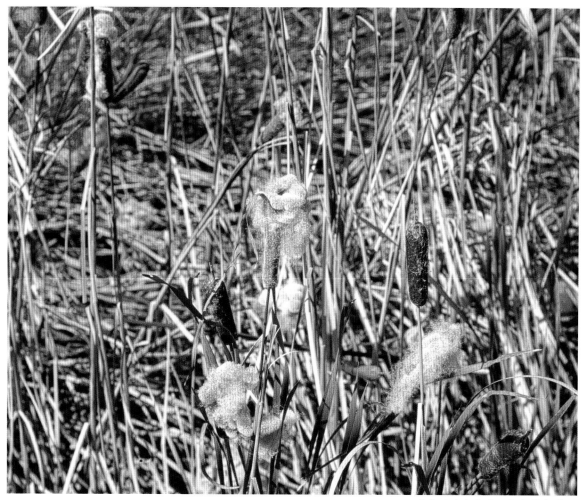

香蒲果穗成熟時，散出許多蒲絨

編　語

✿香蒲科只有1屬即香蒲屬(*Typha*)，在臺灣常見的有香蒲和狹葉香蒲(*T. angustifolia* L.)兩種，區
別在於狹葉香蒲的雌、雄花序分離，其間有一段裸露的花軸，且全株、花序較細長，葉則較狹
窄，雄花序也較雌花序長，仔細觀察應不難區別。

蘭嶼竹芋 竹芋科 Marantaceae

學名：*Donax canniformis* (Forst. f.) Rolfe
別名：竹葉蕉、戈燕
分布：蘭嶼次生林及竹林內濕地，臺灣本島近年來已有引入栽培
花期：6～10月

【形態】

多年生草本，高1～3公尺，莖直立，多分枝，光滑無毛。單葉互生，柄長1～2公分，葉鞘長10～15公分。葉片卵狀長橢圓形，長10～20公分，寬5～12公分，全緣，光滑，具明顯肋紋，葉尖銳形，葉基圓形。花頂生，成對，白色，排列成疏散的圓錐花序。萼片3枚，短小色白，離生。花瓣3枚，不等大，中部以下合生成筒狀。雄蕊筒長約0.3公分，圓柱狀，外層有退化雄蕊2枚，長約2.5公分；內層肉質性退化雄蕊1枚，長約1.5公分，黃色；裂成僧帽狀的退化雄蕊1枚，長約1公分；正常雄蕊1枚，長約0.8公分。子房下位，3室，花柱下部與雄蕊筒合生，上部分離，鉤狀。果實球形，直徑1～1.5公分，不開裂，灰白色。

【藥用】

莖及塊根有清熱解毒、止咳定喘、消炎殺菌之效，治肺結核、支氣管炎、感冒發熱、咳嗽、小兒麻疹合併肺炎、各種皮膚病等。嫩葉搗汁解眼痛。

【方例】

❀作蛇咬及血中毒素之解毒劑：蘭嶼竹芋根熬汁服。（蘭嶼藥用植物資源之調查研究）

❀治膽病：蘭嶼竹芋幼莖、薑、桂皮，水煎服。（蘭嶼藥用植物資源之調查研究）

【實用】

莖皮纖維可編成小籃子。

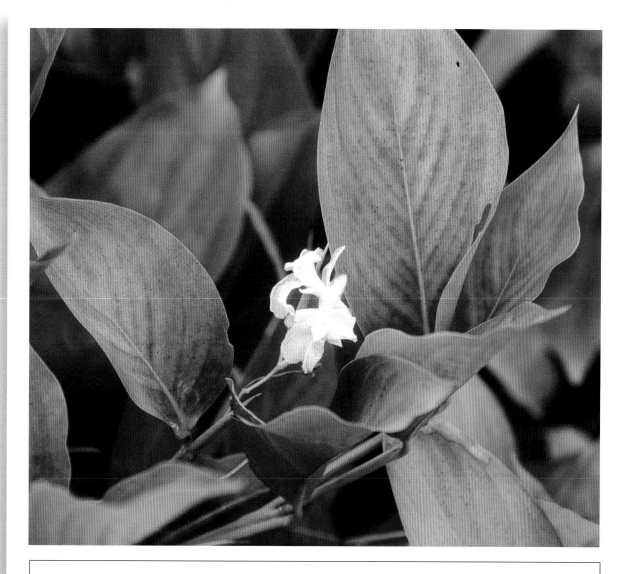

❀本品的內服用量，據《中華本草》所載：「煎湯6～12克或研末1～1.5克」。（中國大陸的醫藥
　　文獻所採劑量單位有的是：1錢相當於3克）。

參 考 文 獻

(※依作者或編輯單位筆劃順序排列)

(一) 本草學及醫學

· 朱橚(明)，1996，救荒本草，北京：中醫古籍出版社。
· 李時珍(明)，1994，本草綱目，臺北市：國立中國醫藥研究所。
· 吳其濬(清)，1992，植物名實圖考，臺北市：世界書局。
· 吳其濬(清)，1991，植物名實圖考長編，臺北市：世界書局。
· 那琦、謝文全、李一宏輯校，1989，重輯嘉祐補註神農本草[宋·掌禹錫等]，臺中市：私立中國醫藥學院中國藥學研究所。
· 那琦、謝文全、林豐定輯校，1998，重輯開寶重定本草[宋·劉翰、馬志等]，臺中市：私立中國醫藥學院中國藥學研究所。
· 那琦、謝文全、林麗玲輯校，1988，重輯本草拾遺[唐·陳藏器]，臺中市：華夏文獻資料出版社。
· 岡西為人，1982，重輯新修本草[唐·蘇敬等]，臺北市：國立中國醫藥研究所。
· 尚志鈞輯校，1998，開寶本草[宋·劉翰、馬志等]輯復本，合肥：安徽科學技術出版社。
· 岳雪蓮等校注，1997，傅青主男女科[清·傅山]，北京：中國中醫藥出版社。
· 胡乃長、王致譜輯注，1988，圖經本草[宋·蘇頌]輯復本，福州：福建科學技術出版社。
· 孫思邈(唐)，1990，備急千金要方，臺北市：國立中國醫藥研究所。
· 孫星衍、孫馮翼輯錄(清)，1985，神農本草經[後漢]，臺北市：五洲出版社。
· 唐慎微等(宋)，1977，經史證類大觀本草(柯氏本)，臺南市：正言出版社。
· 唐慎微等(宋)，1976，重修政和經史證類備用本草(金·張存惠重刊)，臺北市：南天書局有限公司。
· 寇宗奭(宋)，1987，本草衍義(重刊)，臺中市：華夏文獻資料出版社。
· 國家中醫藥管理局《中華本草》編委會，1999，中華本草(1～10冊)，上海：上海科學技術出版社。
· 曹暉校注，2004，本草品匯精要[明·劉文泰等纂修]校注研究本，北京：華夏出版社。
· 趙亦成、蔣紀洋等，1995，淄博本草，北京：中國中醫藥出版社。
· 趙學敏(清)，1985，本草綱目拾遺，臺北市：宏業書局有限公司。
· 鄭金生、劉暉楨、王立、張同君校點，1990，食物本草[元·李杲編輯，明·李時珍參訂，明·姚可成補輯]，北京：中國醫藥科技出版社。
· 謝文全，2000，本草學，臺中市：私立中國藥學院中國藥學研究所。
· 謝文全、李妍權輯校，2000，重輯重廣英公本草[僞蜀·韓保昇等撰]，臺中市：私立中國醫藥學院中國藥學研究所。
· 謝文全、黃耀聰輯校，2002，重輯經史證類備急本草[宋·唐慎微等撰]，臺中市：私立中國醫藥學院中國藥學研究所。

臺灣鄉野藥用植物

- 關培生校訂，2003，嶺南采藥錄[民國・蕭步丹]，香港：萬里書店。
- 蘭茂(明)，1975～1978，滇南本草(1～3卷)，昆明：雲南人民出版社。

(二) 藥用植物學
- 丁景和等，1998，藥用植物學，上海：上海科學技術出版社。
- 方鼎、沙文蘭、陳秀香、羅金裕、高成芝、陶一鵬、覃德海，1986，廣西藥用植物名錄，南寧：廣西人民出版社。
- 甘偉松，1964～1968，臺灣植物藥材誌(1～3輯)，臺北市：中國醫藥出版社。
- 甘偉松，1985，臺灣藥用植物誌(卷上)，臺北市：國立中國醫藥研究所。
- 甘偉松，1991，藥用植物學，臺北市：國立中國醫藥研究所。
- 江蘇新醫學院，1992，中藥大辭典(上、下冊)，上海：上海科學技術出版社。
- 邱年永，1991，百草茶原植物，臺中市：弘祥出版社。
- 邱年永、張光雄，1983～2001，原色臺灣藥用植物圖鑑(1～6冊)，臺北市：南天書局有限公司。
- 林宜信、張永勳、陳益昇、謝文全、歐潤芝等，2003，臺灣藥用植物資源名錄，臺北市：行政院衛生署中醫藥委員會。
- 徐國鈞，1998，常用中草藥彩色圖譜，福州：福建科學技術出版社。
- 高木村，1985～1996，臺灣民間藥(1～3冊)，臺北市：南天書局有限公司。
- 高木村，1981，臺灣藥用植物手冊，臺北市：南天書局有限公司。

- 許鴻源，1972，臺灣地區出產中藥藥材圖鑑，臺北市：行政院衛生署中醫藥委員會。
- 張永勳等，2000，臺灣原住民藥用植物彙編，臺北市：行政院衛生署中醫藥委員會。
- 黃元金，1998，實用皮膚病性病中草藥彩色圖集，廣州：廣東科技出版社。
- 黃燮才，1994，中國民間生草藥原色圖譜，南寧：廣西科學技術出版社。
- 黃燮才，1993～1996，實用中草藥原色圖譜(1、2冊)，南寧：廣西科學技術出版社。
- 舒普榮，2001，常用中草藥彩色圖譜與驗方，南昌：江西科學技術出版社。
- 謝文全等，2002，臺灣常用藥用植物圖鑑(1)，臺北市：行政院衛生署中醫藥委員會。
- 謝宗萬等，1996，全國中草藥匯編(上、下冊)，北京：人民衛生出版社。
- 蕭培根、連文琰等，1998，原色中藥原植物圖鑑(上、下冊)，臺北市：南天書局有限公司。

(三) 植物學
- 中國科學院植物研究所，1972～1983，中國高等植物圖鑑(1～5冊)及補編(1、2冊)，北京：科學出版社。
- 中國科學院植物研究所，1991，中國高等植物科屬檢索表，臺北市：南天書局有限公司。
- 呂福原、歐辰雄，1997～2001，臺灣樹木解說(1～5冊)，臺北市：行政院農業委員會。
- 姚榮鼐，1996，臺灣維管束植物植種名錄，南投縣：國立臺灣大學農學院實驗林管理處。
- 侯寬昭等，1991，中國種子植物科屬詞典(修訂版)，臺北市：南天書局有限公司。
- 陳德順、胡大維，1976，臺灣外來觀賞植物名錄，臺北市：臺灣省林業試驗所育林系。

- 郭城孟，2001，蕨類圖鑑，臺北市：遠流出版事業股份有限公司。
- 郭城孟、楊遠波、劉和義、呂勝由、施炳霖、彭鏡毅、林讚標，1997～2002，臺灣維管束植物簡誌（1～6卷），臺北市：行政院農業委員會。
- 黃增泉，1997，植物分類學，臺北市：南天書局有限公司。
- 彭仁傑等，1996，臺中縣市植物資源，南投縣：臺灣省特有生物研究保育中心。
- 彭仁傑等，2001，臺南縣市植物資源，南投縣：行政院農業委員會特有生物研究保育中心。
- 彭仁傑等，2001，嘉義縣市植物資源，南投縣：行政院農業委員會特有生物研究保育中心。
- 沈明雅等，2002，屏東縣植物資源，南投縣：行政院農業委員會特有生物研究保育中心。
- 彭仁傑、許再文、曾彥學、黃士元、文紀鑾、孫于卿，1993，臺灣特有植物名錄，南投縣：臺灣省特有生物研究保育中心。
- 楊再義等，1982，臺灣植物名彙，臺北市：天然書社有限公司。
- 臺灣植物誌第二版編輯委員會，1993～2003，臺灣植物誌第二版（1～6卷），臺北市：臺灣植物誌第二版編輯委員會。
- 鄭武燦，2000，臺灣植物圖鑑（上、下冊），臺北市：茂昌圖書有限公司。
- 劉棠瑞、廖日京，1980～1981，樹木學（上、下冊），臺北市：臺灣商務印書館股份有限公司。

(四) 研究報告 (依發表時間先後次序排列)

- 甘偉松、那琦、張賢哲，1977，南投縣藥用植物資源之調查研究，私立中國醫藥學院研究年報8：461-620。
- 甘偉松、那琦、江宗會，1978，雲林縣藥用植物資源之調查研究，私立中國醫藥學院研究年報9：193-328。
- 甘偉松、那琦、廖江川，1979，臺中縣藥用植物資源之調查研究，私立中國醫藥學院研究年報10：621-742。
- 甘偉松、那琦、許秀夫，1980，彰化縣藥用植物資源之調查研究，私立中國醫藥學院研究年報11：215-346。
- 甘偉松、那琦、江雙美，1980，臺中市藥用植物資源之調查研究，私立中國醫藥學院研究年報11：419-500。
- 甘偉松、那琦、廖勝吉，1982，屏東縣藥用植物資源之調查研究，私立中國醫藥學院研究年報13：301-406。
- 甘偉松、那琦、胡隆傑，1984，苗栗縣藥用植物資源之調查研究，私立中國醫藥學院中國藥學研究所。
- 甘偉松、那琦、張賢哲、蔡明宗，1986，桃園縣藥用植物資源之調查研究，私立中國醫藥學院中國藥學研究所。
- 甘偉松、那琦、張賢哲、廖英娟，1987，嘉義縣藥用植物資源之調查研究，私立中國醫藥學院中國藥學研究所。
- 甘偉松、那琦、張賢哲、李志華，1987，新竹縣藥用植物資源之調查研究，私立中國醫藥學院中國藥學研究所。
- 甘偉松、那琦、張賢哲、郭長生、施純青，1988，臺南縣藥用植物資源之調查研究，私立中國醫藥學院中國藥學研究所。
- 甘偉松、那琦、張賢哲、黃泰源，1991，高雄縣藥用植物資源之調查研究，私立中國醫藥學院中國藥學研究所。

- 甘偉松、那琦、張賢哲、吳偉任，1993，臺北縣藥用植物資源之調查研究，私立中國醫藥學院中國藥學研究所。
- 甘偉松、那琦、張賢哲、謝文全、林新旺，1994，宜蘭縣藥用植物資源之調查研究，私立中國醫藥學院中國藥學研究所。
- 謝文全、謝明村、張永勳、邱年永、楊來發，1996，臺灣產中藥材資源之調查研究(四)花蓮縣藥用植物資源之調查研究，行政院衛生署中醫藥委員會八十六年度委託研究計劃成果報告。
- 謝文全、謝明村、邱年永、黃昭郎，1997，臺灣產中藥材資源之調查研究(五)臺東縣藥用植物資源之調查研究，行政院衛生署中醫藥委員會八十六年度委託研究計劃成果報告。
- 謝文全、謝明村、邱年永、林榮貴，1998，臺灣產中藥材資源之調查研究(六)澎湖縣藥用植物資源之調查研究，行政院衛生署中醫藥委員會八十七年度委託研究計劃成果報告。
- 謝文全、陳忠川、柯裕仁，1999，金門縣藥用植物資源之調查研究，私立中國醫藥學院中國藥學研究所。
- 謝文全、陳忠川、汪維建，2000，連江縣藥用植物資源之調查研究，私立中國醫藥學院中國藥學研究所。
- 謝文全、陳忠川、邱年永、廖隆德，2001，蘭嶼藥用植物資源之調查研究，私立中國醫藥學院中國藥學研究所。
- 謝文全、陳忠川、邱年永、洪杏林，2003，臺灣西北海岸藥用植物資源之調查研究，私立中國醫藥學院中國藥學研究所。

(五) 民間藥方：

- 孟昭全、張鳳印、張呈淑，2000，實用民間土單驗秘方一千首，北京：中國中醫藥出版社。
- 周萍等，2002，中國民間百草良方，長沙：湖南科學技術出版社。
- 張湖德等，2000，偏方秘方大全，北京：中醫古籍出版社。
- 葉橘泉，1977，食物中藥與便方，南京：江蘇人民出版社。
- 楊濟秋、楊濟中，2002，貴州民間方藥集，貴陽：貴州科技出版社。
- 薛文忠、劉改鳳，2000，一味中藥巧治病，北京：中國中醫藥出版社。

(六) 其他：

- 全中和、林學詩，2002，民俗植物(花蓮、宜蘭地區原住民部落)，花蓮縣：行政院農業委員會花蓮區農業改良場。
- 洪心容、黃世勳，2002，藥用植物拾趣，臺中市：國立自然科學博物館。
- 洪心容、黃世勳，2003，花顏藥語(2004年日誌)，臺中市：文興出版事業有限公司。
- 洪心容、黃世勳、黃啓睿，2004，趣談藥用植物(上)，臺中市：文興出版事業有限公司。
- 許喬木、邱年永，1989，原色野生食用植物圖鑑，臺北市：南天書局有限公司。
- 薛聰賢，1999～2003，臺灣花卉實用圖鑑(1～14輯)，彰化縣：臺灣普綠有限公司。
- 薛聰賢，2000～2001，臺灣蔬果實用百科(1～3輯)，彰化縣：臺灣普綠有限公司。

中 文 索 引

（※依筆劃順序排列）

臺灣鄉野藥用植物

外 文 索 引

臺灣鄉野藥用植物

國家圖書館出版品預行編目資料

臺灣鄉野藥用植物 / 洪心容，黃世勳合著. --
初版. -- 臺中市 : 文興初版，2004- 〔民
93- 〕
　　冊 ： 公分. -- (彩色本草大系 ： 1-)
參考書目：面
含索引
ISBN 957-28932-7-0 (第1輯：平裝)

1. 藥材 2. 藥用植物 - 臺灣

414.31　　　　　　　　　　　　93008640

彩色本草大系 1 (P001)

臺灣鄉野藥用植物 第 1 輯

出版者：文興出版事業有限公司
地　　址：407臺中市漢口路2段231號
電　　話：(04)23160278
傳　　真：(04)23124123
E-mail：wenhsin.press@msa.hinet.net
發行人：洪心容
總策劃：賀曉帆
作　者：洪心容、黃世勳
攝　影：黃世勳、洪心容
版面構成：林士民
封面設計：林士民
印　　刷：鹿新印刷有限公司
地　　址：彰化縣鹿港鎮民族路304號
電　　話：(04)7772406
傳　　真：(04)7785942
初　　版：西元2004年5月
定　　價：新臺幣480元整
ISBN：957-28932-7-0

郵 政 劃 撥
戶名：文興出版事業有限公司　帳號：22539747